常见病针灸推拿与康复治疗

主编　史海峰　唐　俊　孙美丽　王振华　张婷婷

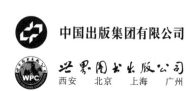
中国出版集团有限公司

世界图书出版公司
西安　北京　上海　广州

图书在版编目（CIP）数据

常见病针灸推拿与康复治疗/史海峰等主编.—西安：世界图书出版西安有限公司，2023.11
ISBN 978-7-5232-0969-1

Ⅰ.①常… Ⅱ.①史… Ⅲ.①常见病－针灸疗法②常见病－按摩疗法（中医） Ⅳ.①R246②R244.1

中国国家版本馆CIP数据核字（2024）第000873号

书　　名	**常见病针灸推拿与康复治疗**
	CHANGJIANBING ZHENJIU TUINA YU KANGFU ZHILIAO
主　　编	史海峰　唐　俊　孙美丽　王振华　张婷婷
责任编辑	李　娟
装帧设计	济南睿诚文化发展有限公司
出版发行	**世界图书出版西安有限公司**
地　　址	西安市雁塔区曲江新区汇新路355号
邮　　编	710061
电　　话	029-87214941　029-87233647（市场营销部）
	029-87234767（总编室）
经　　销	全国各地新华书店
印　　刷	山东麦德森文化传媒有限公司
开　　本	787mm×1092mm　1/16
印　　张	11.25
字　　数	198千字
版次印次	2023年11月第1版　2023年11月第1次印刷
国际书号	ISBN 978-7-5232-0969-1
定　　价	128.00元

编委会

前　言

　　针灸和推拿是我国中医学的重要组成部分,经过几千年来历代医家的临床研究与实践,形成了独具特色的理论体系。其临床疗效显著、安全,鲜少有不良反应,又有一定强身健体的效果,为全人类的健康事业作出了不可磨灭的贡献。在科学技术高速发展的今天,针灸推拿学通过与现代化科学技术结合,将疾病的诊治与康复融为一体,实现了多学科之间的交叉渗透、相辅相成,使得各学科的理论与实践得到了飞速发展。作为从事现代针灸推拿的医务人员,不仅要继承发扬传统医学中的宝贵经验,还应掌握现代科学赋予针灸推拿的新内涵,以求更好地为患者服务。为此,我们特组织人员编写了《常见病针灸推拿与康复治疗》一书。

　　本书由临证经验丰富的资深中医专家编撰而成,系统地阐述了临床各科常见病的针灸推拿治疗,包括内科常见病、骨科常见病、儿科常见病、妇产科常见病,以及临床常见病的康复治疗。本书结合近年来针灸推拿的学术进展和笔者丰富的临床经验,以临床应用为前提,辨证与辨病相结合,突出了临床诊断的准确性和治疗的针对性。辨证以经络脏腑为要,其他辨证为辅,以辨病证的不同证候;施治部分包括治则、治法、选穴处方、其他疗法等。全书精于临床实践,专于中医辨证,妙于针推诊治,适用于针灸专业医生、社区医生及基层医生参考使用。

　　由于本书编者较多,每位编者的特点、撰稿及笔调不尽一致,加之时间仓促,书中难免会有缺点和错误之处,恳请广大读者给予批评指正。

《常见病针灸推拿与康复治疗》编委会

2023 年 1 月

目 录

第一章

内科常见病的针灸治疗

第一节 中 风

中风是以突然昏仆,不省人事,口角㖞斜,半身不遂或轻者不经昏仆,仅以口角㖞斜、半身不遂、语言謇涩为主症的一种疾病。本病多由心、肝、脾、肾等脏阴阳失调,加以忧思恼怒,或饮酒饱食,或房事劳累,或外邪侵袭等诱因,以致气血运行受阻,肌肤筋脉失于濡养;或阴亏于下,肝阳暴涨,阳化风动,血随气逆,挟痰挟火,横窜经隧,蒙蔽清窍,而形成上实下虚,阴阳互不维系所致。

西医学的急性脑血管疾病,如脑出血、脑梗死、脑栓塞等多属于本病的范畴。

一、辨证

本病以突然昏仆、不省人事、半身不遂,或不经昏仆仅以半身不遂、口角㖞斜、语言謇涩为主要症状。根据病位浅深、病情轻重,可分为中经络与中脏腑两大类。中经络者,病位较浅,病情较轻,无神志改变,仅见半身不遂、口角㖞斜、语言謇涩等症;中脏腑者,病位较深,病情较重,伴见神志不清、㖞僻不遂。

(一)中经络

病在经络,病情较轻。症见半身不遂,口角㖞斜,舌强语塞,肌肤不仁,吞咽障碍,脉弦滑等。中经络可因络脉空虚、风邪入中或肝肾阴虚、风阳上扰引起。

1.络脉空虚

手足麻木,肌肤不仁,或突然口角㖞斜、语言不利、口角流涎,甚则半身不遂,或兼见恶寒发热、肢体拘急、关节酸痛等症,舌苔薄白,脉浮弦或弦细。

2.肝肾阴虚

平素头晕头痛,耳鸣目眩,腰酸腿软,突然发生口角㖞斜,舌强语謇,半身不遂,舌质红或苔黄,脉弦细而数或弦滑。

(二)中脏腑

病在脏腑,病情急重。症见突然昏仆,神志迷糊,半身瘫痪,口㖞流涎,舌强失语。根据病因病机不同,又可分为闭证和脱证。

1.闭证

多因气火冲逆,血菀于上,肝风鸱张,痰浊壅盛所致。症见神志不清,牙关紧闭,两手握固,面赤气粗,喉中痰鸣,二便闭塞,脉滑数或弦数。

2.脱证

由于真气衰微、元阳暴脱所致。症见昏沉不醒,目合口张,手撒遗尿,鼻鼾息微,四肢逆冷,脉细弱或沉伏。如见冷汗如油,面赤如妆,脉微欲绝或浮大无根,是真阳外越之危候。

二、治疗

(一)针灸治疗

1.中经络

治则:疏通经络,镇肝息风。取手、足阳明经穴位为主,辅以太阳、少阳经穴位。

主穴:肩髃、曲池、合谷、环跳、风市、阳陵泉、足三里、百会、地仓、颊车。

配穴:络脉空虚,风邪入中者加关元、气海、风池;肝肾阴虚,风阳上扰者加三阴交、太冲、肝俞、肾俞;语言謇涩加哑门、廉泉。

操作:毫针刺,平补平泻。

方义:阳主动,肢体运动障碍,其病在阳,故本方取手、足三阳经穴位为主。阳明为多气多血之经,阳明经气血通畅,正气旺盛,则运动功能易于恢复,故在三阳经中又以阳明为主。口角㖞斜为经脉瘀滞,筋肉失养所致,故近取地仓、颊车直达病所以舒筋活络。

2.中脏腑

(1)闭证。

治则:启闭开窍,取督脉、十二井穴为主,辅以手足厥阴、足阳明经穴位。

主穴:十二井、水沟、太冲、劳宫、丰隆。

配穴:神志不清加四神聪;二便闭塞加天枢、足三里;牙关紧闭加下关(双侧)。

操作:十二井穴点刺出血,余穴可用泻法。

方义:闭证由肝阳化风,心火暴盛,血随气升,上犯脑髓而致痰浊瘀血壅闭精髓,蒙蔽神明。十二井穴放血,可接通经气、决壅开窍;督脉连贯脑髓,水沟为督脉要穴,有启闭开窍之功效;泻肝经原穴太冲,可镇肝降逆,潜阳息风;泻心包经荥穴劳宫,可清心火而安神;丰隆为足阳明经络穴,有振奋脾胃气机、蠲浊化痰之功。

(2)脱证。

治则:回阳固脱。取任脉经穴。

主穴:关元、神阙。

操作:用灸法。

方义:元阳外脱,必从阴以救阳。关元为任脉与足三阴的会穴,为三焦元气所出,联系命门真阳,是阴中有阳的穴位;脐为生命之根蒂,神阙位于脐中,为真气所系,故重灸二穴,以回阳固脱。

(二)其他治疗

1.头针

取病变对侧运动区为主,可配足运感区,失语用语言区。快速捻转,持续2～3分钟,反复3～4次。

2.电针

取穴同体针,一般选2～3对穴,采用疏波或断续波,每次20～30分钟,每天1次。

3.眼针

治中风偏瘫取上、下焦区穴针刺。

4.水针

取夹脊穴5～14、足三里、阳陵泉、悬钟、承山、风市、解溪等穴,每次选1～3穴,用5%防风注射液,或5%人参注射液,或654-2,每穴注入0.3～0.5 mL,隔天治疗1次,15次为1个疗程。

5.穴位埋线

取手三里、足三里、阳陵泉、承山、三阴交等穴,每次选1～3穴,埋羊肠线,每月1次。本法主要用于治疗中风后遗症偏瘫患者。

第二节　面　瘫

面瘫是以口眼㖞斜为主要症状的一种疾病。多由络脉空虚,感受风邪,使面部经筋失养,肌肉纵缓不收所致。西医学的周围性面神经炎属于本病范畴。

一、辨证

本病以口眼㖞斜为主要症状。起病突然,多在睡眠醒后,发现一侧面部麻木、松弛、示齿时口角歪向健侧,患侧露睛流泪、额纹消失、鼻唇沟变浅。部分患者伴有耳后、耳下乳突部位疼痛,少数患者可出现患侧耳道疱疹、舌前 2/3 味觉减退或消失及听觉过敏等症。病程日久,可因患侧肌肉挛缩,口角歪向病侧,出现"倒错"现象。根据发病原因不同可分为风寒证和风热证。

(一)风寒证

多有面部受凉因素,如迎风睡眠,电风扇对着一侧面部吹风过久等。

(二)风热证

多继发于感冒发热之后,常伴有外耳道疱疹、口渴、舌苔黄、脉数等症。

二、治疗

(一)针灸治疗

治则:疏风通络、濡养经脉,取手足少阳、阳明经穴位。

主穴:风池、翳风、地仓、颊车、阳白、合谷。

配穴:风寒加风门、外关;风热加尺泽、曲池。

操作:急性期用平补平泻法,恢复期用补法,面部穴可用透刺法,如地仓透颊车,阳白透鱼腰等。

方义:本病为风邪侵袭面部阳明、少阳脉络,故取风池、翳风以疏风散邪;地仓、颊车、阳白等穴以疏通阳明、少阳经气,调和气血;"面口合谷收",合谷善治头面诸疾。

(二)其他治疗

1.水针

选翳风、牵正等穴,用维生素 B_1 或 B_{12} 注射液,每穴注入 0.5~1 mL,每天或隔天1次。

2.皮肤针

用皮肤针叩刺阳白、太阳、四白、牵正等穴,使轻微出血,用小罐吸拔5～10分钟,隔天1次。本法适用于发病初期,或面部有板滞感觉等面瘫后遗症。

3.电针

选地仓、颊车、阳白、合谷等穴。接通电针仪治疗5～10分钟,刺激强度以患者感到舒适、面部肌肉微见跳动为宜。本法适用于病程较长者。

第三节 头 痛

一、偏头痛

偏头痛是一种反复发作性的头痛,发病常有季节性,有遗传倾向,女性多发,首次发病多在青春期前后。病因复杂,至今尚不十分清楚。有人认为颈交感神经反应性激惹、过敏,短暂性脑水肿,短暂性垂体肿胀,内分泌障碍,情志刺激等因素与本病的发生有一定关系。

(一)临床表现

(1)常在疲劳、紧张、情绪激动、睡眠欠佳、月经期、特定季节发病。

(2)部分患者有短暂的前驱症状:嗜睡、精神不振或过分舒适、视物模糊、畏光、闪光、彩色火星、流泪、盲点、偏盲,或有肢体感觉异常、运动障碍等。

(3)头痛大多位于额、颞、眼区周围,局限于一侧,个别为双侧,呈剧烈跳痛、钻痛、胀裂痛,持续数小时至1～2天,间隔数天或数月后再发。

(4)可伴有胃肠道及自主神经症状:恶心、呕吐、腹胀、腹泻、多汗、流泪、面色苍白、皮肤青紫、心率加快或减慢。

(5)还有特殊类型的偏头痛。①眼肌麻痹型偏头痛:发作时伴有眼肌的麻痹,眼肌麻痹常在数天内恢复。②内脏型偏头痛:发作时伴有消化道症状或盆腔内疼痛。③基底动脉型偏头痛:枕颈部的发作性头痛,伴有共济失调、眩晕、耳鸣、口舌麻木等。

(二)辅助检查

可根据疼痛的不同原因或不同类型选用不同的检查项目,但多无特异性。

(三)体针疗法

1.处方

取穴分为六组,第一组取鱼腰、太阳、阳白;第二组取百会、风池等;第三组取相关节段内远隔部位的穴位,如膻中、紫宫、内关、神门等;第四组取相关节段内远隔部位的穴位,如 $T_{1\sim5}$ 夹脊穴、大杼、肺俞、厥阴俞;第五组取足三里、内庭;第六组取三阴交、太溪。

第一组、第三组、第五组穴位为一处方;第二组、第四组、第六组穴位为一处方。两种处方交替使用,每次取用 7～8 穴即可(指取用的穴位总个数,下同)。患侧取穴为主。

2.操作方法

常规消毒后,选用 28～30 号毫针,向下平刺阳白 0.7 寸±0.1 寸,向后平刺太阳 1.2 寸±0.2 寸;横向平刺鱼腰 0.7 寸±0.1 寸。向前平刺百会 1.2 寸±0.2 寸;向鼻尖方向斜刺风池 1.0 寸±0.2 寸。向脊柱方向 45°角斜刺胸 1～5 夹脊穴、大杼、肺俞、厥阴俞 0.6 寸±0.2 寸。向下平刺膻中、紫宫 1.2 寸±0.2 寸;直刺内关 1.2 寸±0.2 寸;直刺神门 0.4 寸±0.1 寸。直刺足三里 2.0 寸±0.5 寸,直刺内庭 0.8 寸±0.2 寸。直刺三阴交 1.4 寸±0.2 寸,直刺太溪 0.8 寸±0.2 寸。

每天针刺 1～2 次,每次留针 30 分钟,留针期间行针 3～5 次。均用中等强度捻转手法,捻转的幅度为 2～3 圈,捻转的频率为每秒 2～4 个往复,每次行针 10～30 秒。

3.按语

本病的发病原因虽不十分清楚,但被认为是一种血管舒缩功能障碍性疾病,而血管的运动障碍又与支配神经的功能异常有关,因而又有人将本病称为血管舒缩性头痛、血管神经性头痛。在针刺治疗本病时,应考虑到这两个方面的病理机制。头部血管分布着来自 $T_{1\sim5}$ 的自主神经,所以主要穴位应选在 $T_{1\sim5}$ 节段区内。通过调节相应节段的自主神经的功能来恢复血管的正常舒缩活动,选用第二组、第四组穴位的目的就在于此。因自主神经的功能又是由高位中枢控制的,而头部的一些穴位对高位中枢的功能有良好的调节作用,故而取用第一组、第二组穴位。取用第五组、第六组穴位,旨在调节患者的内分泌功能和 5-羟色胺的水平,此外,针刺这几个穴位对自主神经的功能及消化道功能也有调节作用。

偏头痛的发生是由于头皮或硬脑膜血管的反应性扩张而发生局限性水肿所致,所以针刺时使用中等强度刺激手法为宜,这样既可以通过调节自主神经的功能而间接调节血管的舒缩功能,又可起到一定的镇痛作用。如果单纯地为了追求镇痛效果,而采用强烈的刺激手法,有可能抑制交感神经的功能,使已经处于扩张状态的血管受到进一步刺激,反而事与愿违。

需要说明一点,有的患者有明显的前驱症状,如果恰在前驱症状期就诊,则可先用较强的刺激手法,前驱症状期过后再用中等强度刺激手法。因为前驱症状的出现是由于颈内动脉分支的一过性痉挛引起脑局限性缺血所致,所以此时应首先缓解动脉的痉挛,故先采用较强的刺激手法为宜。

(四)电针体穴疗法

1.处方

与体针疗法的选穴相同。取穴分为六组,第一组取印堂、鱼腰、太阳、阳白;第二组取百会、风池等;第三组取相关节段内远隔部位的穴位,如膻中、玉堂、紫宫、华盖、内关、神门等;第四组取相关节段内远隔部位的穴位,如 $T_{1\sim5}$ 夹脊穴、大杼、风门;第五组取足三里、内庭;第六组取三阴交、太溪。

第一组、第三组、第五组穴位为一处方;第二组、第四组、第六组穴位为一处方。两种处方交替使用,每次取用 4～6 穴即可(指取用的穴位总个数,包括左右两侧的穴位。下同)。患侧取穴为主。

2.操作方法

分为两步,第一步,进针操作与体针疗法一样;第二步为电针疗法操作方法。第一步操作完毕后,在第一组(头部的穴位)与第三组、第五组穴位之间,在第二组(头部的穴位)、第六组穴位与第四组穴位之间,分别连接电针治疗仪的两极导线,采用疏密波,刺激量的大小以出现明显的局部肌肉颤动或患者能够耐受为宜。每次电针治疗 20 分钟,每天治疗 1～2 次。

(五)灸法

多与针刺法配合使用,而且不能用于面部的穴位。

1.处方

取穴分为三组,第一组取 $T_{1\sim2}$ 夹脊穴、大杼、风门、三阴交、太溪;第二组取膻中、紫宫、内关、神门、足三里、内庭。两组穴位交替使用。每次取用 3～4 穴即可。第三组取头部的穴位,如印堂、鱼腰、太阳、阳白、百会、风池等,第三组穴位使用针刺法。

2.操作方法

第一组、第二组交替使用,用艾条温和灸,或用隔姜灸,每穴灸 15 分钟,以局部有明显的温热感为宜。第三组穴位每次均用。可先针第三组,再灸第一组、第二组。每天治疗 1～2 次。

(六)耳针疗法

1.处方

主穴、配穴同时取用,两侧交替。

主穴:典型偏头痛与普通型偏头痛均取一侧的颞区、大脑皮质、皮质下。

配穴:取另一侧的耳穴,女性患者加取卵巢区,丛集型偏头痛加取眼区,偏瘫型偏头痛取穴同典型偏头痛,基底动脉型偏头痛加取脑干区、枕颈区,眼肌瘫痪型加取脑干,内脏型和典型者加取胃区。

2.操作方法

常规消毒后,用 28 号 0.5～1.0 寸毫针斜刺或平刺耳穴。每天针刺 1～2 次,每次留针 20 分钟,留针期间行针 2～3 次,用中等强度捻转手法,捻转的幅度为 2～3 圈,捻转的频率为每秒 2～4 个往复,每次行针 5～10 秒。

3.按语

按照常规,对于头痛的针刺治疗应该采用强刺激手法,然而对于本病的治疗却采用了中等强度刺激手法,原因何在呢? 因为本病是一种发作性血管舒缩障碍性疾病,典型的偏头痛每次发作都包括一个动脉收缩期(主要是颅内动脉)和一个动脉扩张期(主要是颅外动脉),先发生颅内动脉收缩,使脑血流量减少而引起先兆症状,后发生颅外动脉扩张而引起头痛。其他各型也既有血管的收缩异常,又有血管的舒张异常。如果采用强刺激手法,不利于扩张状态的血管恢复原有的张力,而采用弱刺激手法,则不利于降低处于异常收缩状态的血管的张力。为了有效地调节血管的舒缩功能,所以这里采用了中等强度刺激手法。

典型偏头痛发作前有大脑功能失调的先兆出现,所以取用了脑点。其他各型偏头痛虽无典型的大脑功能失调的先兆症状,但是因为本病发作与精神状态有一定关系,精神过劳、紧张、焦虑、激动等均可促使偏头痛发作,所以其他各型偏头痛也应取用脑点,以调节大脑皮质的功能。

另外,偏头痛多见于女性,常在青春期前后发病,发作常与月经周期有关,妊娠期发作减少或停止发作,男女两性于更年期后发作均可完全停止。这说明内分泌情况与本病的发生有关,所以女性患者还应取用卵巢区;男性患者则可加取睾丸区;男女患者还均可加取皮质下区,以进一步调节内分泌系统的功能。

本病虽为偏头痛,但根据全息生物医学理论,在使用耳针疗法时,不应只取太阳、额,更重要的是要取用一些能调节中枢神经和内分泌功能的穴位,如脑干、皮质下、大脑皮质、下丘脑等。

(七)电针耳穴疗法

1.处方

主穴、配穴同时取用,两侧交替。

主穴:典型偏头痛与普通型偏头痛均取一侧的颞区、大脑皮质、皮质下。

配穴:取另一侧的耳穴,女性患者加取卵巢区,丛集型偏头痛加取眼区,偏瘫型偏头痛取穴同典型偏头痛,基底动脉型偏头痛加取脑干区、枕颈区,眼肌瘫痪型加取脑干,内脏型和典型者加取胃区。

在上述耳针疗法处方的基础上,选取单侧的体穴内关、后溪、合谷(双侧交替使用)。

2.操作方法

常规消毒后,用 28 号 0.5~1.0 寸毫针斜刺或平刺耳穴。用 28~30 号毫针,直刺内关 1.2 寸±0.2 寸,直刺后溪 0.8 寸±0.2 寸,直刺合谷 1.2 寸±0.2 寸。然后在耳穴与内关、后溪、合谷之间分别连接电针治疗仪的两极导线,采用疏密波,刺激量的大小以出现明显的局部肌肉颤动或患者能够耐受为宜。每次电针 4~6 个穴位(指取用的穴位总个数,下同)(主穴、配穴交替),每次电针 20 分钟。每天治疗1~2 次。没有接电疗仪的耳穴,按普通耳针疗法进行操作。

(八)耳穴贴压疗法

1.处方

主穴、配穴同时取用,两侧交替。

主穴:典型偏头痛与普通型偏头痛均取一侧的颞区、大脑皮质、皮质下。

配穴:取另一侧的耳穴,女性患者加取卵巢区,丛集型偏头痛加取眼区,偏瘫型偏头痛取穴同典型偏头痛,基底动脉型偏头痛加取脑干区、枕颈区,眼肌瘫痪型加取脑干,内脏型和典型者加取胃区。

2.操作方法

用王不留行籽进行贴压法。常规消毒后,用 5 mm×5 mm 的医用胶布将王不留行籽固定于选用的耳穴,每穴固定 1 粒。让患者每天自行按压 3~5 次,每个穴位每次按压 2~3 分钟,按压的力量以有明显的痛感但又不过分强烈为度。隔2~3 天更换 1 次,双侧耳穴交替使用。

(九)按语

(1)针灸治疗本病具有较好的疗效,治疗几次即可获效。

(2)诊断时应排除占位性病变。

二、丛集性头痛

丛集性头痛亦称偏头痛性神经痛、组胺性头痛、岩神经痛。多发于青壮年，男性发病率为女性的4～7倍。一般无家族史。

(一)临床表现

(1)患者在某个时期内突然出现一系列的剧烈头痛，许多患者的丛集期惊人地在每年的同一季节发生，一般无先兆症状。

(2)疼痛多见于眼眶或(及)额颜部，头痛为非搏动性剧痛，患者坐立不安或前俯后仰地摇动，为缓解疼痛部分患者用拳击头部。许多患者的头痛在每天的固定时间内出现，每次发作持续15分钟至3小时，可自动缓解。发作可持续2周到3个月(称为丛集期)。

(3)伴同侧眼结膜充血、流泪、眼睑水肿或鼻塞、流涕，有时出现瞳孔缩小、眼睑下垂、脸红颊肿等症状。

(4)间歇期可为数月到数年，其间症状完全缓解，但约有10%的患者有慢性症状。

(二)辅助检查

检查项目多无特异性。

(三)体针疗法

1.处方

取穴分为六组，第一组取头部的穴位，如印堂、鱼腰、太阳、阳白；第二组取百会、风池等；第三组取相关节段内远隔部位的穴位，如膻中、玉堂、紫宫、华盖、内关、神门等；第四组取相关节段内远隔部位的穴位，如$T_{1\sim5}$夹脊穴、大杼、风门；第五组取足三里、内庭；第六组取三阴交、太溪。

第一组、第三组、第五组穴位为一处方；第二组、第四组、第六组穴位为一处方。两种处方交替使用，每次取用6～8穴即可。

2.操作方法

常规消毒后，选用28～30号毫针，向下平刺印堂、阳白0.7寸±0.1寸，向后平刺太阳1.2寸±0.2寸；横向平刺鱼腰0.7寸±0.1寸。向前平刺百会1.2寸±0.2寸；向鼻尖方向斜刺风池1.0寸±0.2寸。向脊柱方向45°角斜刺$T_{1\sim2}$夹脊穴、大杼、风门0.6寸±0.2寸。向下平刺膻中、玉堂、紫宫、华盖1.2寸±0.2寸；直刺内关1.2寸±0.2寸；直刺神门0.4寸±0.1寸。直刺足三里2.0寸±0.5寸，直刺内庭 0.8 寸±0.2 寸。直刺三阴交 1.4 寸±0.2 寸,直刺太溪 0.8 寸±0.2 寸。

每天针刺 1～2 次,每次留针 30 分钟,留针期间行针 3～5 次。均用中等强度捻转手法,捻转的幅度为 2～3 圈,捻转的频率为每秒 2～4 个往复,每次行针 10～30 秒。

3.按语

丛集性头痛也被认为是神经血管功能异常所导致的头痛,曾被作为偏头痛的一种特殊类型,所以在治疗上同偏头痛的治疗相类似。在针刺治疗本病时,应考虑到这两个方面的病理机制。头部血管分布着来自 $T_{1\sim5}$ 的自主神经,所以主要穴位应选在 $T_{1\sim5}$ 节段区内。通过调节相应节段的自主神经的功能来恢复血管的正常舒缩活动,选用第二组、第四组穴位的目的就在于此。因自主神经的功能又是由高位中枢控制的,而头部的一些穴位对高位中枢的功能有良好的调节作用,故而取用第一组、第二组穴位。取用第五组、第六组穴位,旨在调节患者的内分泌功能。

需要指出的一点是,使用泼尼松或地塞米松能够有效地阻断多数患者的丛集性发作,从这一点来分析,如果用针刺疗法治疗本病,在设法调节神经血管功能的同时,还应注意提高肾上腺皮质的功能,体针疗法中选用三阴交、足三里等穴,就是出于这种考虑。此外,为了有效地提高肾上腺皮质的功能,根据新创立的现代时间针灸学理论,上述穴位的针刺时间选在每天下午的 4 时以后为宜。

(四)电针体穴疗法

1.处方

与体针疗法的选穴相同。取穴分为六组,第 组取头部的穴位,如印堂、鱼腰、太阳、阳白;第二组取百会、风池等;第三组取相关节段内远隔部位的穴位,如膻中、玉堂、紫宫、华盖、内关、神门等;第四组取相关节段内远隔部位的穴位,如 $T_{1\sim5}$ 夹脊穴、大杼、风门;第五组取足三里、内庭;第六组取三阴交、太溪。

第一组、第三组、第五组穴位为一处方;第二组、第四组、第六组穴位为一处方。两种处方交替使用,每次取用 6～8 穴即可。

2.操作方法

分为两步,第一步,进针操作与体针疗法一样;第二步为电针疗法操作方法。第一步操作完毕后,在第一组(头部的穴位)与第三组、第五组穴位之间,在第二组(头部的穴位)、第六组穴位与第四组穴位之间,分别连接电针治疗仪的两极导线,采用疏密波,刺激量的大小以出现明显的局部肌肉颤动或患者能够耐受为宜。每次电针治疗 20 分钟,每天治疗 1～2 次。

(五)灸法

多与针刺法配合使用,而且不能用于面部的穴位。

1.处方

取穴分为三组,第一组取 $T_{1\sim5}$ 夹脊穴、大杼、风门、三阴交、太溪;第二组取膻中、玉堂、紫宫、华盖、内关、神门、足三里、内庭。两组穴位交替使用。第三组取头部的穴位,如印堂、鱼腰、太阳、阳白、百会、风池等,第三组穴位使用针刺法。每组选用2~3个穴位即可,交替使用。

2.操作方法

第一组、第二组交替使用,用艾条温和灸,或用隔姜灸,每穴灸15分钟,使局部有明显的温热感为宜。第三组穴位每次均用。可先针第三组,再灸第一组、第二组。每天治疗1~2次。

(六)耳针疗法

1.处方

主穴、配穴同时取用,两侧交替。

主穴:取一侧的颞区、大脑皮质、皮质下、下丘脑。

配穴:取另一侧的耳穴眼区、脑干区。

2.操作方法

常规消毒后,用28号0.5~1.0寸毫针斜刺或平刺耳穴。每天针刺1~2次,每次留针20分钟,留针期间行针2~3次,用中等强度捻转手法,捻转的幅度为2~3圈,捻转的频率为每秒2~4个往复,每次行针5~10秒。

3.按语

需要指出的一点是,使用泼尼松或地塞米松能够有效地阻断多数患者的丛集性发作,从这一点来分析,如果用针刺疗法治疗本病,在设法调节神经血管功能的同时,还应注意提高肾上腺皮质的功能,耳针疗法中取用下丘脑、皮质下,就是出于这种考虑。此外,为了有效地提高肾上腺皮质的功能,根据现代时间针灸学理论,上述穴位的针刺时间选在每天下午的4时以后为宜。

(七)电针耳穴疗法

1.处方

主穴、配穴同时取用,两侧交替。

主穴:取一侧的颞区、大脑皮质、皮质下、下丘脑。

配穴:取另一侧的耳穴眼区、脑干区。

在上述耳针疗法处方的基础上,选取单侧的体穴内关、后溪、合谷(双侧交替使用)。

2.操作方法

常规消毒后,用 28 号 0.5～1.0 寸毫针斜刺或平刺耳穴。用 28～30 号毫针,直刺内关 1.2 寸±0.2 寸,直刺后溪 0.8 寸±0.2 寸,直刺合谷 1.2 寸±0.2 寸。然后在耳穴与内关、后溪、合谷之间分别连接电针治疗仪的两极导线,采用疏密波,刺激量的大小以出现明显的局部肌肉颤动或患者能够耐受为宜。每次电针 4～6 个穴位(主穴、配穴交替使用),每次电针 20 分钟。每天治疗 1～2 次。没有接电疗仪的耳穴,按普通耳针疗法进行操作。

(八)耳穴贴压疗法

1.处方

主穴、配穴同时取用,两侧交替。

主穴:取一侧的颞区、大脑皮质、皮质下、下丘脑。

配穴:取另一侧的耳穴眼区、脑干区。

2.操作方法

用王不留行籽进行贴压法。常规消毒后,用 5 mm×5 mm 的医用胶布将王不留行籽固定于选用的耳穴,每穴固定 1 粒。让患者每天自行按压 3～5 次,每个穴位每次按压 2～3 分钟,按压的力量以有明显的痛感但又不过分强烈为度。隔 2～3 天更换 1 次,双侧耳穴交替使用。还可用埋针疗法,2～3 天更换1 次。

(九)按语

(1)针灸治疗本病也具有较好的疗效,治疗几次即可获效。

(2)诊断时应排除占位性病变。

三、紧张性头痛

紧张性头痛又称肌收缩性头痛、精神肌源性头痛、单纯头痛、普通头痛等。主要由精神紧张及头颅周围肌肉张力增高所引起。

(一)临床表现

(1)长期焦虑、紧张、抑郁或睡眠障碍、高强度的工作、缺乏适当休息,以及某些单调、机械工种使头颈或肩胛带长期处于不良的姿势等均可诱发本病。

(2)头痛为非搏动性,常为双侧或整个头部的弥漫性紧压痛。枕区的疼痛多牵涉颈项及肩胛区疼痛。头痛的程度多为轻、中度。

（3）头痛影响日常工作,但并不影响患者的活动。

（4）头颅周围及颈部、肩胛区肌肉有压痛。

(二)辅助检查

检查项目多无特异性。

(三)体针疗法

1.处方

取穴分为两组,第一组取头部、上肢的穴位,如印堂、鱼腰、太阳、百会、风池、合谷、后溪等;第二组取颈部脊髓节段支配区内的穴位(如颈部夹脊穴、玉枕、天柱等)、肩胛区内的穴位(如天宗、秉风、阿是穴等)。两组穴位交替使用,每次取用 6～8 穴即可,双穴者同时取用。

2.操作方法

常规消毒后,选用 28～30 号毫针,向下平刺印堂 0.7 寸±0.1 寸,向后平刺太阳 1.2 寸±0.2 寸,横向平刺鱼腰 0.7 寸±0.1 寸,向前平刺百会 1.2 寸±0.2 寸,向鼻尖方向斜刺风池 1.0 寸±0.2 寸。直刺合谷 1.2 寸±0.2 寸,直刺后溪 0.8 寸±0.2 寸,直刺 $C_{1\sim4}$ 夹脊穴、天柱 0.8 寸±0.2 寸,平刺玉枕 0.8 寸±0.2 寸,斜刺天宗、秉风 1.0 寸±0.2 寸,肩胛区内的阿是穴采用斜刺法,并严格掌握针刺深度。

每天针刺 1～2 次,每次留针 30 分钟,留针期间行针 3～5 次。均用较强刺激手法针刺,捻转的幅度为 3～4 圈,捻转的频率为每秒 3～5 个往复,每次行针 10～30 秒。

3.按语

头部及颈肩部的肌肉主要接受来自颈部脊髓节段神经的支配,所以在选取体穴时,主要应在颈部脊髓节段的支配区内进行,即选用颈部夹脊穴及颈部、肩胛带区、头部的阿是穴等。我们在临床实践中发现,只选用头部的穴位,有时效果并不理想,而同时取用颈夹脊穴或颈部、肩胛带区的阿是穴则能立竿见影。

(四)电针体穴疗法

1.处方

与体针疗法的选穴相同。取穴分为两组,第一组取头部、上肢的穴位,如印堂、太阳、百会、风池、合谷、后溪等;第二组取颈部脊髓节段支配区内的穴位(如颈部夹脊穴、玉枕、天柱等)、肩胛区内的穴位(如天宗、秉风、阿是穴等)等。两组穴位交替使用。每次电针 4～6 个穴位即可。

2.操作方法

分为两步,第一步,进针操作与体针疗法一样;第二步为电针疗法操作方法。第一步操作完毕后,在第一组的头部穴位与上肢的合谷、后溪之间,在第二组的头部穴位与肩胛区内的穴位之间,分别连接电针治疗仪的两极导线,采用疏密波,刺激量的大小以出现明显的局部肌肉颤动或患者能够耐受为宜。每次电针治疗 20 分钟,每天治疗 1～2 次。

(五)梅花针疗法

1.处方

取穴分为三组,第一组取头部的穴位,如前顶、百会、后顶、风池等;第二组取颈部的穴位,如颈部夹脊穴、玉枕、天柱等;第三组取肩胛区内的穴位,如天宗、秉风、阿是穴等。三组穴位同时使用。

2.操作方法

常规消毒后,用较强的刺激手法叩打,叩打的重点部位是头颈部和肩胛带区的压痛点或压痛区。每个穴区每次扣打 3～5 分钟,以局部皮肤潮红起丘疹、不出血为度。每天治疗 1～2 次。

(六)灸法

多与针刺法配合使用,而且不能用于面部的穴位。

1.处方

取穴分为三组,第一组取 $T_{1～5}$ 夹脊穴、大杼、风门、三阴交、太溪;第二组取华盖、紫宫、内关、神门、足三里、内庭。两组穴位交替使用。第三组取头部的穴位,如印堂、太阳、百会、风池等,第三组穴位使用针刺法。

2.操作方法

第一组、第二组交替使用,用艾条温和灸,或用隔姜灸,每穴灸 15 分钟,使局部有明显的温热感为宜。第三组穴位每次均用。可先针第三组,再灸第一组、第二组。每天治疗 1～2 次。

(七)耳针疗法

1.处方

主穴、配穴同时取用,两侧交替。

主穴:取头部对应的单侧耳区,如额、颞区、枕、大脑皮质。

配穴:取另一侧的耳穴,即颈部、肩胛带对应耳区内的敏感点。

2.操作方法

常规消毒后,用 28 号 0.5～1.0 寸毫针斜刺或平刺耳穴。每天针刺 1～2 次,每次留针 20 分钟,留针期间行针 2～3 次,用较强捻转手法,捻转的幅度为 3～4 圈,捻转的频率为每秒 3～5 个往复,每次行针 5～10 秒。

3.按语

使用耳针疗法时,亦应注意选穴的针对性。针刺时均用较强的刺激手法,目的在于有效地缓解肌肉的紧张。

本病虽为头痛,但根据全息生物医学理论,在使用耳针疗法时,不应只取颞、额、脑点等头部对应的耳穴,还应取用颈部、肩胛带对应的耳区。

(八)电针耳穴疗法

1.处方

主穴、配穴同时取用,两侧交替。

主穴:取头部对应的单侧耳区,如额、颞区、枕、大脑皮质。

配穴:取另一侧的耳穴,即颈部、肩胛带对应耳区内的敏感点。

在上述耳针疗法处方的基础上,选取单侧的体穴内关、后溪、合谷(双侧交替使用)。

2.操作方法

常规消毒后,用 28 号 0.5～1.0 寸毫针斜刺或平刺耳穴。用 28～30 号毫针,直刺内关 1.2 寸±0.2 寸,直刺后溪 0.8 寸±0.2 寸,直刺合谷 1.2 寸±0.2 寸。然后在耳穴与内关、后溪、合谷之间分别连接电针治疗仪的两极导线,采用疏密波,刺激量的大小以出现明显的局部肌肉颤动或患者能够耐受为宜。每次电针 4～6 个穴位(主穴、配穴交替),每次电针 20 分钟。每天治疗 1～2 次。没有接电疗仪的耳穴,按普通耳针疗法进行操作。

(九)耳穴贴压疗法

1.处方

主穴、配穴同时取用,两侧交替。

主穴:取头部对应的单侧耳区,如额、颞区、枕、脑干、大脑皮质。

配穴:取另一侧的耳穴,即颈部、肩胛带对应耳区内的敏感点。

2.操作方法

用王不留行籽进行贴压法。常规消毒后,用 5 mm×5 mm 的医用胶布将王不留行籽固定于选用的耳穴,每穴固定 1 粒。让患者每天自行按压 3～5 次,每个穴位每次按压 2～3 分钟,按压的力量以有明显的痛感但又不过分强烈为度。隔 2～3 天更换 1 次,双侧耳穴交替使用。

(十)按语

(1)针灸治疗本病具有较好的疗效,治疗几次即可获效。

(2)诊断时应排除占位性病变。

(3)此外,对于焦虑、紧张、抑郁的患者,在使用针刺疗法治疗的同时,应在精神上给予诱导和劝慰。因工作繁重所致者,应设法调整作息规律,适当放松和注意休息。

四、外伤性头痛

头部的各种外伤均可引起头痛。临床表现因受伤部位及组织不同而异。

(一)临床表现

(1)头皮裂伤或脑挫伤后瘢痕形成,刺激颅内外痛觉敏感结构而引起头痛。疼痛部位比较局限,常伴有局部皮肤痛觉过敏。

(2)颈前部受伤累及颈交感神经链,导致支配头颅的交感神经失去控制而引起的头痛属自主神经功能异常性头痛。患者诉说一侧额颞区的发作性头痛,伴同侧瞳孔改变(先扩大后缩小),眼睑下垂及面部多汗。

(3)外伤后因颈肌持续收缩而出现的头痛和肌紧张性头痛的表现相类似,而且常与精神因素有关。

(4)外伤后神经不稳定性头痛常见于脑震荡后遗症,伴有头晕、耳鸣、失眠、注意力不集中,记忆力减退,精神萎靡不振或情绪易激动等症状。无神经系统的器质性损害。头痛与精神因素有一定关系。

(二)辅助检查

检查项目多无特异性。

(三)体针疗法

(1)头皮裂伤或脑挫伤后瘢痕形成,刺激颅内外痛觉敏感结构引起的头痛:取阿是穴、太阳、百会、风池、玉枕、天柱、合谷、后溪等。每次取用 4～7 个即可,交替使用。

常规消毒后,选用 28～30 号毫针,向下平刺阿是穴 0.8 寸±0.2 寸,向后平刺太阳 1.2 寸±0.2 寸,向前平刺百会 1.2 寸±0.2 寸,向鼻尖方向斜刺风池 1.0 寸±0.2 寸。直刺 $C_{1～4}$ 夹脊穴、天柱 0.8 寸±0.2 寸,平刺玉枕 0.8 寸±0.2 寸,直刺合谷 1.2 寸±0.2 寸,直刺后溪 0.8 寸±0.2 寸。

每天针刺 1～2 次,每次留针 30 分钟,留针期间行针 3～5 次。均采用较强的刺激手法,捻转的幅度为 3～4 圈,捻转的频率为每秒 3～5 个往复,每次行针 10～30 秒。每次治疗 20～30 分钟。

(2)外伤引起的自主神经功能异常性头痛:取穴分为两组,第一组取头部、上肢的穴位,如印堂、太阳、百会、风池、合谷、后溪等;第二组取 $T_{1～5}$ 节段区内的穴位,如相应的夹脊穴、背俞穴、内关、合谷等。每次取用 4～6 个即可,两组穴位交替使用。

常规消毒后,选用 28～30 号毫针,向脊柱方向 45°角斜刺 $T_{1～2}$ 夹脊穴、大杼、风门 0.6 寸±0.2 寸。向下平刺印堂 0.7 寸±0.1 寸,向后平刺太阳 1.2 寸±0.2 寸,向前平刺百会 1.2 寸±0.2 寸,向鼻尖方向斜刺风池 1.0 寸±0.2 寸。直刺合谷、内关 1.2 寸±0.2 寸,直刺后溪 0.8 寸±0.2 寸。

每天针刺 1～2 次,每次留针 30 分钟,留针期间行针 3～5 次。均用较强刺激手法针刺,捻转的幅度为 3～4 圈,捻转的频率为每秒 3～5 个往复,每次行针 10～30 秒。

用较强的刺激手法针刺,捻转的幅度为 3～4 圈,捻转的频率为每秒 3～5 个往复,每次行针 10～30 秒。每天治疗 1～2 次。每次治疗 20～30 分钟。留针期间行针 3～4 次。

(3)外伤后因颈肌持续性收缩引起的头痛:取穴分为两组,第一组取头部、上肢的穴位,如印堂、太阳、百会、风池、合谷、后溪等;第二组取颈部脊髓节段支配区内的穴位(如颈部夹脊穴、玉枕、天柱等)、肩胛区内的穴位(如天宗、秉风、阿是穴等)等。每次取用 4～6 个即可,两组穴位交替使用。

常规消毒后,选用 28～30 号毫针,向下平刺印堂 0.7 寸±0.1 寸,向后平刺太阳 1.2 寸±0.2 寸,向前平刺百会 1.2 寸±0.2 寸,向鼻尖方向斜刺风池 1.0 寸±0.2 寸。直刺合谷 1.2 寸±0.2 寸,直刺后溪 0.8 寸±0.2 寸,直刺 $C_{1～4}$ 夹脊穴、天柱 0.8 寸±0.2 寸,平刺玉枕 0.8 寸±0.2 寸,斜刺天宗、秉风 1.0 寸±0.2 寸,肩胛区内的阿是穴采用斜刺法,并严格掌握针刺深度。

每天针刺 1～2 次,每次留针 30 分钟,留针期间行针 3～5 次。均用较强刺激手法针刺,捻转的幅度为 3～4 圈,捻转的频率为每秒 3～5 个往复,每次行针 10～30 秒。

(4)外伤后神经不稳定性头痛:取太阳、鱼腰、百会、风池、玉枕、天柱、合谷、后溪等。

常规消毒后,选用 28～30 号毫针,向后平刺太阳 1.2 寸±0.2 寸,横向平刺鱼腰 0.7 寸±0.1 寸,向前平刺百会 1.2 寸±0.2 寸,向鼻尖方向斜刺风池 1.0 寸±0.2 寸。直刺天柱 0.8 寸±0.2 寸,平刺玉枕 0.8 寸±0.2 寸。直刺合谷 1.2 寸±0.2 寸,直刺后溪 0.8 寸±0.2 寸。

每天针刺 1～2 次,每次留针 30 分钟,留针期间行针 3～5 次。采用中等强度的刺激手法,捻转的幅度为 2～3 圈,捻转的频率为每秒 2～4 个往复,每次行针 10～30 秒。

按语:虽然都是外伤性头痛,但因伤及的部位和组织不同,头痛产生的病理生理学机制也各有所异。因此使用针灸疗法时,不能机械地一概"头痛医头",只注重取用头部的穴位,而应当根据不同类型的外伤性头痛的病理生理过程,科学的选用穴位。譬如外伤后瘢痕形成刺激颅内外痛觉敏感结构引起的头痛、外伤引起的自主神经功能异常性头痛及外伤后因颈肌持续性收缩引起的头痛,穴位的选取均不应只限于头部,要做到这一点,确切的诊断是非常重要的。可以说进行疾病的准确诊断,弄清疾病的病理生理,是进行科学选穴的基本前提。这就是说,作为针灸临床医师,仅仅懂得"如何"扎针是远远不够的,应当具有更广博的知识,这也是针灸科学发展对现代针灸临床医师的要求。

(四)电针体穴疗法

(1)头皮裂伤或脑挫伤后瘢痕形成,刺激颅内外痛觉敏感结构引起的头痛:取阿是穴、太阳、百会、风池、玉枕、天柱、合谷、后溪等。每次取用 4～6 个即可,交替使用。

操作方法分为两步,第一步,进针操作与体针疗法一样;第二步为电针疗法操作方法。第一步操作完毕后,在头颈部穴位与上肢的合谷、后溪之间连接电针治疗仪的两极导线,采用疏密波,刺激量的大小以出现明显的局部肌肉颤动或患者能够耐受为宜。每次电针治疗 20 分钟,每天治疗 1～2 次。每次电针 4 个穴位即可。没有接电疗仪的穴位,按普通体针疗法进行操作。

(2)外伤引起的自主神经功能异常性头痛:取穴分为两组,第一组取头部、上肢的穴位,如印堂、太阳、百会、风池、合谷、后溪等;第二组取 $T_{1～5}$ 节段区内的穴位,如相应的夹脊穴、背俞穴、内关、合谷等。每次取用 4～6 个即可,两组穴位交替使用。

操作方法分为两步,第一步,进针操作与体针疗法一样;第二步为电针疗法操作方法。第一步操作完毕后,在第一组的头部穴位与上肢的合谷、后溪之间,在第二组的夹脊穴、背俞穴与内关、合谷之间,分别连接电针治疗仪的两极导线,采用疏密波,刺激量的大小以出现明显的局部肌肉颤动或患者能够耐受为宜。每次电针治疗 20 分钟,每天治疗 1～2 次。每次电针 4 个穴位即可。

(3)外伤后因颈肌持续性收缩引起的头痛:取穴分为两组,第一组取头部、上肢的穴位,如印堂、太阳、百会、风池、合谷、后溪等;第二组取颈部脊髓节段支配区内的穴位(如颈部夹脊穴、玉枕、天柱等)、肩胛区内的穴位(如天宗、秉风、阿是穴等)等。每次取用 4～6 个即可,两组穴位交替使用。

操作方法分为两步,第一步,进针操作与体针疗法一样;第二步为电针疗法操作方法。第一步操作完毕后,在第一组的头部穴位与上肢的合谷、后溪之间,在第二组的颈部穴位与肩胛区内的穴位之间,分别连接电针治疗仪的两极导线,采用疏密波,刺激量的大小以出现明显的局部肌肉颤动或患者能够耐受为宜。每次电针治疗 20 分钟,每天治疗 1～2 次。每次电针 4～6 个穴位即可。没有接电疗仪的穴位,按普通体针疗法进行操作。

(4)外伤后神经不稳定性头痛:取太阳、鱼腰、百会、风池、玉枕、天柱、合谷、后溪、内关等。每次电针 4～6 个穴位即可,交替使用。

操作方法分为两步,第一步,进针操作与体针疗法一样;第二步为电针疗法操作方法。第一步操作完毕后,在头部穴位与上肢的合谷、后溪、内关之间连接电针治疗仪的两极导线,采用疏密波,刺激量的大小以出现明显的局部肌肉颤动或患者能够耐受为宜。每次电针治疗 20 分钟,每天治疗 1～2 次。

(五)耳针疗法

1.处方

主穴、配穴同时取用,两侧交替。

主穴:取一侧的大脑皮质、皮质下、脑干。

配穴:取另一侧的耳穴,头皮裂伤或脑挫伤后瘢痕形成,刺激颅内外痛觉敏感结构引起的头痛及外伤引起的自主神经功能异常性头痛,可同时选用或交替选用交感、额区、枕区、颈项区;外伤后因颈肌持续性收缩引起的头痛,取交感、颈项区;外伤后神经不稳定性头痛,取交感。

2.操作方法

常规消毒后,用 28 号 0.5～1.0 寸毫针斜刺或平刺耳穴。每天针刺 1～2 次,每次留针 20 分钟,留针期间行针 2～3 次,采用中等强度或中等强度以上的刺激手法。

3.按语

应当根据不同类型的外伤性头痛的病理生理过程,科学的选用穴位。譬如外伤后瘢痕形成刺激颅内外痛觉敏感结构引起的头痛、外伤引起自主神经功能异常性头痛及外伤后因颈肌持续性收缩引起的头痛,耳穴的选取不能只限于脑的对应区,而应当考虑到颈部因素和颈交感神经的因素。要做到这一点,确切的诊断是非常重要的。可以说进行疾病的准确诊断,弄清疾病的病理生理,是进行科学选穴的基本前提。

(六)电针耳穴疗法

1.处方

主穴、配穴同时取用,两侧交替。

主穴:取一侧的大脑皮质、皮质下。

配穴:取另一侧的交感、额区、枕区。

在上述耳针疗法处方的基础上,选取单侧的体穴神门、内关、太溪(双侧交替使用)。

2.操作方法

常规消毒后,用 28 号 0.5～1.0 寸毫针斜刺或平刺耳穴。用 28～30 号毫针,直刺神门 0.4 寸±0.1 寸,直刺太溪 0.8 寸±0.2 寸,直刺内关 1.2 寸±0.2 寸。然后在耳穴与神门、太溪、内关之间分别连接电针治疗仪的两极导线,采用疏密波,刺激量的大小以出现明显的局部肌肉颤动或患者能够耐受为宜。每次电针 4 个穴位(交替使耳穴),每次电针 20 分钟。每天治疗 1～2 次。没有接电疗仪的耳穴,按普通耳针疗法进行操作。

(七)耳穴贴压疗法

1.处方

主穴、配穴同时取用,两侧交替。

主穴:取一侧的大脑皮质、皮质下。

配穴:取另一侧的交感、额区、枕区。

2.操作方法

用王不留行籽进行贴压法。常规消毒后,用 5 mm×5 mm 的医用胶布将王不留行籽固定于选用的耳穴,每穴固定 1 粒。让患者每天自行按压 3～5 次,每个穴位每次按压 2～3 分钟,按压的力量以有明显的痛感但又不过分强烈为度。隔 2～3 天更换 1 次,双侧耳穴交替使用。

(八)按语

(1)针灸治疗本病具有较好的疗效,一般情况下治疗几次即可获效。

(2)使用针刺疗法治疗的同时,应注意休息。

五、颅内低压性头痛

腰椎穿刺后是引起颅内低压性头痛的主要原因。

(一)临床表现

(1)腰椎穿刺后数小时内出现枕部的搏动性头痛,起坐或站立时头痛加剧,平卧后好转。

(2)一般在1~3天内自然恢复,个别患者可持续10~14天。

(二)辅助检查

无特异性检查项目。

(三)体针疗法

1.处方

取穴分为两组,第一组取头部穴位,如风池、太阳、百会等;第二组取肢体部的穴位,如内关、合谷、太溪等。两组穴位同时使用,每次取用5~7穴即可。

2.操作方法

常规消毒后,选用28~30号毫针,向后平刺太阳1.2寸±0.2寸,向前平刺百会1.2寸±0.2寸,向鼻尖方向斜刺风池1.0寸±0.2寸。直刺内关、合谷1.2寸±0.2寸,直刺太溪0.8寸±0.2寸。

每天针刺1~2次,每次留针30分钟,留针期间行针3~5次。使用中等强度的刺激手法,捻转的幅度为2~3圈,捻转的频率为每秒2~4个往复,每次行针10~30秒。

(四)电针体穴疗法

1.处方

与体针疗法的选穴相同。取穴分为两组,第一组取头部穴位,如风池、太阳、百会等;第二组取肢体部的穴位,如内关、合谷、太溪等。两组穴位同时使用。

2.操作方法

分为两步,第一步,进针操作与体针疗法一样;第二步为电针疗法操作方法。第一步操作完毕后,在第一组穴位与第二组穴位之间,分别连接电针治疗仪的两极导线,采用疏密波,刺激量的大小以出现明显的局部肌肉颤动或患者能够耐受为宜。每次电针治疗20分钟,每天治疗1~2次。每次电针4~6个穴位即可。没有接电疗仪的穴位,按普通体针疗法进行操作。

(五)梅花针疗法

1.处方

取穴分为两组,第一组取头部的穴位,如前顶、百会、后顶、风池等;第二组取肢体部的穴位,如内关、合谷、足三里等。两组穴位同时使用。

2.操作方法

常规消毒后,用较强的刺激手法叩打,每个穴区每次叩打3～5分钟,以局部皮肤潮红起丘疹、不出血为度。每天治疗1～2次。

(六)耳针疗法

1.处方

主穴、配穴同时取用,两侧交替。

主穴:取一侧的大脑皮质、皮质下、脑干。

配穴:取另一侧的交感、枕、颞。

2.操作方法

常规消毒后,用28号0.5～1.0寸毫针斜刺或平刺耳穴。每天针刺1～2次,每次留针20分钟,留针期间行针2～3次,使用中等强刺激手法针刺,捻转的幅度为2～3圈,捻转的频率为每秒2～4个往复,每次行针10～30秒。

(七)电针耳穴疗法

1.处方

主穴、配穴同时取用,两侧交替。

主穴:取一侧的大脑皮质、皮质下、脑干。

配穴:取另一侧的交感、枕、颞。

在上述耳针疗法处方的基础上,选取单侧的体穴神门、内关、太溪(双侧交替使用)。

2.操作方法

常规消毒后,用28号0.5～1.0寸毫针斜刺或平刺耳穴。用28～30号毫针,直刺神门0.4寸±0.1寸,直刺三阴交1.4寸±0.2寸,直刺内关1.2寸±0.2寸。然后在耳穴与神门、内关、太溪之间分别连接电针治疗仪的两极导线,采用疏密波,刺激量的大小以出现明显的局部肌肉颤动或患者能够耐受为宜。每次电针4个穴位(交替使用耳穴),每次电针20分钟。每天治疗1～2次。没有接电疗仪的耳穴,按普通耳针疗法进行操作。

(八)耳穴贴压疗法

1.处方

主穴、配穴同时取用,两侧交替。

主穴:取一侧的大脑皮质、皮质下、脑干。

配穴:取另一侧的交感、枕、颞。

2.操作方法

用王不留行籽进行贴压法。常规消毒后,用 5 mm×5 mm 的医用胶布将王不留行籽固定于选用的耳穴,每穴固定 1 粒。让患者每天自行按压 3～5 次,每个穴位每次按压 2～3 分钟,按压的力量以有明显的痛感但又不过分强烈为度。隔 2～3 天更换 1 次,双侧耳穴交替使用。

(九)按语

采用针刺疗法治疗本病的同时,应鼓励患者多饮水,如每天口服盐水 2 000～3 000 mL;取头低位卧床休息有利于头痛缓解。

六、其他原因引起的头痛

眼、鼻、鼻旁窦、耳等部位的许多疾病均可引起头痛。

(一)临床表现

(1)青光眼、虹膜炎、眼眶肿瘤、球后视神经炎、高度远视、眼外肌不平衡等原因均可引起球后或额颞区的疼痛。

(2)鼻腔或鼻旁窦发炎时,因黏膜充血水肿可引起牵涉性头痛。急性鼻旁窦炎时常引起眼球周围或额颞区的头痛。因鼻旁窦内的脓性分泌物经过一夜睡眠后积聚增多,所以患者清晨起床后头痛特别严重,待脓液排出后头痛会明显减轻。

(3)急性乳突炎可引起耳后部疼痛。

(4)病毒性膝状神经节带状疱疹引起的疼痛常位于外耳道内或耳后,疼痛数天后出现带状疱疹及面瘫。

(5)颈源性头痛。

此外,鼻腔肿瘤、鼻咽部肿瘤、牙周脓肿、下颌关节功能障碍等均可引起头部的牵涉性疼痛。颅内的占位性病变及高血压亦可引起头痛。

(二)辅助检查

应结合原发性疾病的一系列症状进行相应的检查。

(三)治疗

对这一类头痛主要做病因治疗。非占位性病变引起的头痛,可把针灸疗法作为主要的治疗方法来使用。但占位性病变引起的头痛,只能把针灸疗法作为辅助的治疗方法来使用。具体的治疗方法可参考其他的有关文献,在此不做详述。

(四)按语

(1)一般情况下,针灸疗法对除占位性病变引起的头痛之外的各类头痛均具有较好的疗效。

(2)应重点对原发性疾病进行治疗。

第四节 哮 喘

哮喘是一种常见的反复发作性疾病。哮与喘均有呼吸急促的表现,但症状略有不同,哮以呼吸急促,喉间有哮鸣音为特征;喘以呼吸困难,甚则张口抬肩为特征。临床上二者常同时出现,其病因病机亦大致相同,故合并叙述。本病一年四季均可发病,寒冷季节和气候急剧变化时发病较多。偏嗜咸味、肥腻或进食虾蟹鱼腥,脾失健运,聚湿生痰,痰饮阻塞气道,而发为痰鸣哮喘。其基本病因为痰饮内伏。

西医学的支气管哮喘、慢性喘息性支气管炎、肺炎、肺气肿、心源性哮喘等属于本病的范畴。

一、辨证

本病以突然起病、呼吸急促、喉间哮鸣,甚则张口抬肩、不能平卧为主要症状,根据临床表现的性质不同分为实证和虚证两大类。

(一)实证

病程短,或当哮喘发作期,哮喘声高气粗,呼吸深长,呼出为快,体质较强,脉象有力。

1.风寒外袭

咳嗽喘息,遇寒触发,咯痰稀薄,形寒无汗,头痛,口不渴,苔薄白,脉浮紧。

25

2.痰热阻肺

咳喘,痰黏,咯痰不爽,胸中烦闷,胸胁作痛,或见身热口渴,纳呆,便秘,苔黄腻,脉滑数。

(二)虚证

病程长,反复发作或当哮喘间歇期,哮喘声低气怯,气息短促,体质虚弱,脉象无力。

1.肺气不足

喘促气短,动则加剧,喉中痰鸣,神疲,语言无力,痰液稀薄,动则汗出,舌质淡苔薄白,脉细数。

2.肺肾气虚

久病气息短促,呼多吸少,不得接续,动则喘甚,汗出肢冷,畏寒,舌淡苔薄白,脉沉细。

二、针灸治疗

(一)实证

治则:祛邪肃肺,化痰平喘。以手太阴经穴及相应背俞穴为主。

主穴:列缺、膻中、尺泽、肺俞、定喘。

配穴:风寒者,加风门;痰热阻肺者,加丰隆;喘甚者,加天突。

操作:毫针泻法。风寒者可合用灸法,定喘穴刺络拔罐。

方义:列缺为肺经络穴,可宣肺散邪;膻中为气会穴,可宽胸理气,调畅气机;尺泽为肺经合穴,可肃肺化痰,降逆平喘;肺俞为肺之背俞穴,可宣肺祛痰;定喘为平喘之效穴。

(二)虚证

治则:补益肺肾,止哮平喘。以相应背俞穴及手太阴、足少阴经穴为主。

主穴:肺俞、膏肓、肾俞、定喘、太渊、太溪、足三里。

配穴:肺气虚者,加气海;肺肾气虚者,加阴谷、关元、命门;喘甚者,加天突。

操作:定喘用刺络拔罐法,余穴用毫针补法。可酌用灸法或拔火罐法。

方义:肺俞、膏肓针灸并用,可补益肺气;补肾俞以补肾纳气;肺经原穴太渊配肾经原穴太溪,可充肺肾真原之气;足三里可调和胃气,以资生化之源,使水谷精微上归于肺,肺气充则自能卫外;定喘为平喘之经验效穴,取"急则治其标"之意。

第五节 胁 痛

胁痛是指一侧或双侧胁肋部疼痛的病证,古称季胁痛。所谓胁,乃指侧胸部从腋下始至第12肋骨部之统称。肝胆位于胁部,其脉分布两胁,气滞、瘀血、湿热等实邪闭阻胁肋部经脉,或精血亏损,胁肋部脉络失养,均可导致胁痛。

西医学的急慢性肝炎、肝硬化、肝癌、急慢性胆囊炎、胆石症、胆管蛔虫症、肋间神经痛、胸胁部扭挫伤等属于本病范畴。

一、辨证

一侧或双侧胁肋部疼痛,疼痛性质可为刺痛、窜痛、胀痛或隐痛,常反复发作。

(一)肝气郁结

胁肋胀痛,走窜不定,疼痛每因情志变化而增减,胸闷,喜叹息,得嗳气或矢气则舒,纳呆食少,脘腹胀满,苔薄白,脉弦。

(二)瘀血阻络

胁肋刺痛,固定不移,入夜尤甚,舌质紫黯,脉沉涩。

(三)湿热蕴结

胁肋胀痛,触痛明显,拒按,口干苦,胸闷纳呆,恶心呕吐,小便黄赤,或有黄疸,苔黄腻,脉弦滑而数。

(四)肝阴不足

胁肋隐痛,绵绵不休,遇劳加重,口干咽燥,头晕目眩,两目干涩,舌红少苔,脉弦细或细数。

二、治疗

(一)针灸治疗

治则:疏肝利胆,行气止痛。以足厥阴、足少阳经穴位为主。

主穴:期门、阳陵泉、支沟、足三里。

配穴:肝气郁结者加行间、太冲,瘀血阻络者加膈俞、期门、阿是穴,湿热蕴结者加中脘、三阴交,肝阴不足者加肝俞、肾俞。

操作:主穴毫针刺,用泻法。期门、膈俞、肝俞等穴不宜直刺、深刺,以免伤及内脏;瘀血阻络者,可用三棱针点刺膈俞、期门、阿是穴出血或再加拔火罐。

方义:肝胆经布于胁肋,故近取肝经期门、远取胆经阳陵泉疏利肝胆气机,行气止痛;取支沟以疏通三焦之气,配足三里和胃消痞,取"见肝之病,当先实脾"之意。

(二)其他治疗

1.耳针

选肝、胆、胸、神门,毫针浅刺,留针30分钟,也可用贴压法。

2.皮肤针

用皮肤针叩胸胁疼痛部位,加拔火罐。本法适用于劳伤胁痛。

3.穴位注射

用10%葡萄糖注射液10 mL,或加维生素 B_{12} 注射液0.1 mg,注入相应部位的夹脊穴,每穴注射0.5～1 mL。适用于肋间神经痛。

第二章

骨科常见病的针灸治疗

第一节　颈椎间盘突出症

一、概述

椎间盘由髓核、纤维环和软骨板构成,它的前部较后部高,使脊柱呈生理性前凸。颈椎间盘突出症多由于急性或反复和轻微的外伤而引起。

颈椎的下部负重较大,活动较多,又与相对固定的胸椎相连,故容易劳损而发生退行性改变。纤维环发生退变之后,纤维肿胀变粗,继而发生玻璃样变性。由于纤维环变性而弹性减退,难以承受椎间盘内的张力,产生断裂。当椎间盘受到头部屈伸活动时的重力作用、肌肉的牵拉,以及外伤等影响时,会向外膨出破裂,髓核也可经破裂的纤维环裂隙向后突出。

由于椎间盘向椎管突出的位置不同,则产生的表现也不同,常见的类型有以下 3 种。

(一)侧方突出型

突出的位置在后纵韧带外侧、钩椎关节内侧。该处是颈神经根通过的部位,突出的椎间盘可压迫脊神经根而产生根性症状。

(二)旁中央突出型

突出的部位偏于一侧,介于脊神经和脊髓之间。突出的椎间盘可压迫脊神经根和脊髓,产生单侧脊髓和神经根压迫症。

(三)中央突出型

突出部位在椎管中央,脊髓的前方,突出的椎间盘压迫脊髓腹面的两侧,产生脊髓受压的双侧症状。

二、诊断要点

(1)多见于30岁以上的中壮年,无外伤史者,起病多缓慢;有外伤史者,起病较急。

(2)颈后疼痛,卧床休息后症状好转,活动或咳嗽后症状加重,疼痛向一侧或两侧肩、臂和手部放射。

(3)本病多发生于$C_{6\sim7}$或$C_{5\sim6}$椎间盘,颈椎计算机体层成像(CT)和磁共振成像(MRI)检查可以帮助确诊。由于椎间盘突出的部位不同,压迫的组织不同,所以临床表现也各不相同。①椎间盘侧方突出:主要症状为颈部受累神经根的上肢支配区疼痛与麻木;疼痛放射到一侧肩部和上肢;颈部僵硬,颈后肌痉挛,活动受限;在突出部位的棘突间有压痛;颈神经根牵拉试验和椎间孔加压试验阳性;受累神经节段支配区有感觉、运动及反射改变,以及肌力减退、肌肉萎缩等体征。②椎间盘旁中央突出:患者有椎间盘侧方突出的症状、体征;患者有单侧脊髓受压症状和体征,患侧下肢软无力、肌肉张力增强、腱反射亢进、巴宾斯基征阳性。③椎间盘中央突出:主要表现为脊髓受压症状和体征;下肢无力,平衡障碍,严重时可见下肢瘫痪;肌肉张力增高、腱反射亢进、踝阵挛、髌阵挛、巴宾斯基征阳性。

三、病因病机

本病主要位于督脉、手足太阳经、足少阴经。

(一)风寒阻滞

颈项劳损或年老体弱,卫外不固,风寒邪气乘虚入侵颈项,经络闭阻,气血运行不畅而发病。

(二)瘀血阻滞

外力损伤头颈部,血溢脉外,瘀血停滞,阻碍经络气血运行而发病。

(三)肝肾亏损

肾主骨藏精生髓,肾虚则精亏,精亏则骨失其养,发为骨痿。肝主筋而藏血,筋附于骨,肝虚则筋失血养而萎软拘紧。

四、辨证与治疗

(一)风寒阻滞

1.主症

颈项疼痛,连及肩背和上肢,手臂麻木,项背喜热恶寒,疼痛与气候变化有关。舌苔薄白,脉紧。

2.治则

散风祛寒,温经通络。

(二)瘀血阻滞

1.主症

有明显的损伤史,发病急,颈项部疼痛,痛连肩臂,强迫体位,头项活动受限。舌质暗,脉弦。

2.治则

活血化瘀,通经止痛。

(三)肝肾亏损

1.主症

发病缓慢,反复发作的颈项酸痛,上肢麻痛,劳累后加重,下肢无力、瘫痪、拘紧,腰部酸软,耳鸣,耳聋。舌质淡,脉沉细。

2.治则

调补肝肾,益精柔筋。

(四)治法

1.处方

天柱、阿是穴(颈夹脊穴)、后溪、列缺。

(1)风寒痹阻者加大椎、外关。

(2)瘀血阻滞者加膈俞、合谷、太冲。

(3)肝肾亏损者加肝俞、肾俞、太溪。

(4)上肢疼痛者加曲池、外关。

(5)上肢及手指麻木者加外关、少商、商阳、关冲、少泽。

(6)下肢瘫痪、肢体拘紧者加阳陵泉、悬钟、三阴交、照海。

2.操作法

天柱、阿是穴、后溪、大椎、外关、合谷、太冲、曲池针刺捻转泻法。列缺针刺得气后先用捻转泻法,之后用捻转补法。膈俞刺络拔罐法,用梅花针叩刺出血,再拔火罐。根据麻木的手指选取井穴,然后用三棱针点刺出血。肝俞、肾俞、太溪等穴针刺补法。

3.方义

本病除跌打损伤引起者之外,基本上属于本虚标实的病证,本虚或因劳伤气血,卫气不固;或由于肝肾亏损,筋骨失养。表实多因风寒痹阻或瘀血阻滞。本病治疗处方即基于此,标本兼顾,颈夹脊穴是一组穴位,多选取压痛的部位(C_5、C_6、C_7),属于局部取穴,具有通经止痛的功效,对颈椎病变有良好效果。天柱属于足太阳经,又位于颈部,是疏通头项部经络、祛风散寒的主要穴位,正如《百症赋》所说"项强多恶风,束骨相连于天柱"。后溪是手太阳经的输穴,"俞主体重节痛";后溪又通于督脉,可通阳祛邪、疏通项背经气,所以后溪是治疗颈项疼痛和项背疼痛的主穴。列缺是手太阴经络穴,通于手阳明经,针刺泻之,具有宣肺祛邪、疏通经络的作用,多用于头项疼痛的治疗,正如《四总穴歌》曰"头项寻列缺";列缺又通于任脉,任脉下入于肾,足少阴经筋"循脊内挟膂上至项,结于枕骨,与太阳之筋合",故补列缺可助金生水,濡养筋骨,缓解颈项部筋肉的僵硬、疼痛,为治本之法。列缺配后溪,一个调任脉益阴潜阳、濡养筋骨,一个调督脉、通阳祛邪,使任督脉经气畅达,阴阳调和,百病可治。

手指麻木者,病因虽多,但病机总归于气血不调,治疗宗通经接气法,取井穴点刺出血,可获得良好效果。井穴是阴阳经的交会穴,有调达阴阳的作用;阴经属于阴而主血,阳经属于阳而主气,故井穴有调理气血的作用。阴经井穴配五行属于木,应于肝,肝藏血,主疏泄;阳经井穴配五行属于金,应于肺,肺主气,主治节,故井穴可调节气机和气血的运行。井穴点刺出血能行气活血化瘀,是治疗肢体麻木的有效穴位。

阳陵泉是筋之会穴,悬钟是髓之会穴,三阴交是足三阴经交会穴,补之养血益精,濡养筋骨,可治疗肢体的拘紧和僵硬。照海是阴跷脉的交会穴,主治肢体的运动,"阴跷为病,阳缓而阴急",善于治疗肢体的僵硬、拘挛。

第二节　腰椎骨质增生症

腰椎骨质增生症又称腰椎退行性脊椎炎、腰椎老年性脊椎炎和腰椎骨关节病等。其特征是关节软骨的退行性变,并在椎体边缘有骨赘形成,退行性变多发生在椎体、椎间盘和椎间关节。本症多见于中年以上的腰痛患者。本症属于中医腰痛范畴。

一、诊断要点

(1)患者多在 40 岁以上,男性多于女性。

(2)腰部酸痛、僵硬。

(3)久坐或晨起疼痛加重,稍微活动后疼痛减轻,但活动过多或劳累后疼痛加重;天气寒冷或潮湿时症状加重。

(4)检查:①腰椎生理前凸减小或消失,弯腰活动受限;腰部肌肉僵硬,有压痛;臀上神经和坐骨神经的径路可有轻度压痛。②X 线检查是诊断本病的主要依据,可见脊柱正常生理弧度减小或消失;腰椎体边缘有唇状骨质增生,边缘角形成骨赘,严重者形成骨桥。

二、病因病机

本病多见于中老人,腰骨质增生是一种生理性保护性改变,可以增加脊椎的稳定性,代替软组织限制椎间盘的突出,一般情况下无临床症状。但当脊椎的退行性改变使各椎骨之间的稳定性平衡受到破坏,韧带、关节囊和神经纤维组织受到过度牵拉或挤压时,就会引起腰部疼痛。导致椎骨稳定性失衡的原因主要有以下几个方面。

(一)肝肾亏损

随着年龄的增长,尤其是在 40 岁以后,机体各组织细胞的含水量和胶体物质逐渐减少,而含钙的物质逐渐增多,组织细胞的生理功能而随之衰退、老化,其中以软骨的退行性变最显著,会使脊椎失去其稳定性。人体五八肾气衰、七八肝气衰,或由于禀赋虚弱,或由于房劳过度、精血亏虚、筋骨失养而致肝肾亏损。腰为肾之府,所以肝肾亏损多见腰痛。

(二)寒湿痹阻

在肾虚的基础上,复感寒湿邪气,经脉痹阻发为腰痛,《诸病源候论·腰背痛诸候》云"劳损于肾,动伤经络,又为风冷所侵,血气搏击,故腰痛也",或在劳力汗出之后,衣着冷湿,寒湿邪气乘虚入侵,或久居寒湿之地,或冒雨涉水,寒湿邪气内侵,气血运行不畅,发为腰痛。

(三)瘀血阻滞

随着年龄的增长,肾气逐渐虚弱,腰椎的稳定性减低,在腰部受到牵拉、摩擦、挤压的情况下,极易受到损伤,导致瘀血阻滞、经气不通,发为腰痛。

三、辨证与治疗

(一)肝肾亏损

1.主症

腰痛绵绵,反复发作,喜按喜揉,遇劳则痛甚,卧床休息则痛减,有时伴有耳鸣、阳痿、小便频数等症。舌质淡,脉沉弱。

2.治则

补益肝肾,濡养筋骨。

3.处方

肾俞、关元俞、腰阳关、阳陵泉、飞扬、太溪。

4.操作法

诸穴均采用捻转补法,肾俞、关元俞、腰阳关加用灸法。

5.方义

腰为肾之府,肾精亏损,腰府失养而作痛;肝藏血而主筋,肾虚则精血不足,筋失精血濡养而作痛。治取肾的背俞穴——肾俞以补肾气益精血、濡养筋骨而止痛;关元俞内应关元,是人体元气输注之处,补之可补元气、益精血濡筋骨,善于治疗肾虚腰痛,如《针灸大成》曰关元俞"主风劳腰痛"。太溪配飞扬属于原络配穴,旨在培补肾精调理太阳、少阳经脉以止痛。用飞扬治疗肾虚性腰痛由来已久,在飞扬穴处又有小络脉分出,名曰飞扬脉,主治腰痛,《素问·刺腰痛论》:"飞扬之脉令人腰痛,痛上怫怫然,甚则悲以恐,刺飞阳之脉,……少阴之前与阴维之会。"用飞扬配太溪治疗肝肾亏损性腰痛确有良好效果。阳陵泉乃筋之会穴,可缓筋急以止痛。诸穴协同相助,补益精血濡养筋骨以止痛。

(二)寒湿腰痛

1.主症

腰部冷痛,遇寒湿则疼痛加重、得温则痛减,可伴有下肢麻木、沉重感。舌质淡,苔白腻,脉迟缓。

2.治则

散寒利湿,兼补肾气。

3.处方

肾俞、大肠俞、腰阳关、委中、阴陵泉。

4.操作法

肾俞用龙虎交战手法,腰阳关平补平泻法、并用灸法,委中、阴陵泉针刺泻法。

5.方义

本证的病变部位在督脉、足太阳经及其经筋,遵照循经取穴的治疗原则,故治疗取穴以足太阳经穴肾俞、大肠俞、委中为主,通经止痛。肾俞益肾助阳,扶正祛邪;《灵枢·终始》说"病在腰者取之腘",所以委中是治疗腰痛的主穴;大肠俞位于腰部,善于治疗腰痛,正如《针灸大成》所说大肠俞"主脊强不得俯仰,腰痛"。腰阳关属于督脉,通阳祛寒、利湿止痛。阴陵泉除湿利小便、通经止痛,《针灸甲乙经》:"肾腰痛不可俯仰,阴陵泉主之。"诸穴相配,可达扶正祛邪、通经止痛的功效。

(三)瘀血阻滞

1.主症

腰部疼痛,痛有定处,转侧不利,行动不便。舌质黯,或有瘀斑。

2.治则

活血化瘀,通经止痛。

3.处方

肾俞、阿是穴、膈俞、委中、阳陵泉。

4.操作

肾俞用龙虎交战手法,阿是穴、膈俞用刺络拔火罐法,委中用三棱针点刺放血,阳陵泉针刺平补平泻法。

5.方义

肾俞用龙虎交战手法,补泻兼施,扶正祛瘀。阿是穴、膈俞、委中点刺出血,祛瘀生新,通络止痛。阳陵泉是筋之会穴,舒筋止痛,若患者转侧困难,病在少阳转输不利,阳陵泉可解转输之筋结,腰痛可除。

第三节　腰椎管狭窄症

任何原因引起的椎管、神经根管、椎间孔的变形或狭窄,使神经根或马尾神经受压迫,引起一系列临床表现者,统称为腰椎管狭窄症。本病是一个综合征,所以又称腰椎管综合征。神经受压迫可能是局限性的,也可能是节段性的或广泛性的;压迫物可能是骨性的,也可能是软组织。腰椎间盘突出引起的椎管狭窄,因有其独特性,不列入腰椎管狭窄症内,但腰椎管狭窄症可合并有椎间盘突出。

腰椎管狭窄症的主要症状是腰腿痛,所以属于中医腰腿痛的范畴。

一、诊断要点

本病发展缓慢,病程较长,病情为进行性加重。

(1)主症:腰痛、腿痛和间歇性跛行。

(2)腰腿痛的特征:腰痛位于下腰部和骶部,疼痛在站立或走路过久时发作,躺下或下蹲位或骑自行车时,疼痛多能缓解或自行消失。腰腿痛多在腰后伸、站立或行走时加重,卧床休息后减轻或缓解。

(3)间歇性跛行是本病的重要特征:在站立或行走时,出现腰痛腿痛、下肢麻木无力,若继续行走可有下肢发软或迈步不稳。当停止行走或蹲下休息后,疼痛则随之减轻或缓解,若再行走时症状又会重新出现。

(4)病情严重者,可引起尿急或排尿困难,下肢不全瘫痪,马鞍区麻木,下肢感觉减退。

(5)检查:主诉症状多,阳性体征少是本病的特点。①腰部后伸受限,脊柱可有侧弯、生理前凸减小。②X线检查:常在 $L_{4\sim5}$、L_5 和 S_1 之间见椎间隙狭窄、椎体骨质增生、椎体滑脱、腰骶角增大、小关节突肥大等改变,以及椎间孔狭小等。

CT 及 MRI 扫描检查具有诊断价值。

二、病因病机

腰椎管狭窄症可分为先天性狭窄和继发性狭窄,均会导致椎管前后、左右内径缩小或断面形态异常。先天型椎管狭窄多由于椎管发育狭窄、软骨发育不良或骶椎裂等所致;后天性椎管狭窄主要是腰椎骨质增生、黄韧带及椎板肥厚、小关节肥大、陈旧性腰椎间盘突出、脊柱滑脱、腰椎骨折恢复不良和脊椎手术后等导致。先天性椎管狭窄症多见于青年患者,后天性椎管狭窄症多见于中年以上的患者。

中医认为本病的发生有多种原因。先天肾气不足,肾气衰退,以及劳伤肾气,耗伤气血为其发病的内在因素;反复遭受外伤、慢性劳损以及风寒湿邪的侵袭为其外因。其主要病机是肾气不足,气血虚弱,以及风寒湿邪痹阻,瘀血阻滞,经络气血不通,筋骨失养,发为腰腿疼痛。

三、辨证与治疗

(一)肾气虚弱

1.主症

腰部酸痛,腿细无力,遇劳加重,卧床休息后减轻,形羸气短,面色无华。舌质淡,苔薄白,脉沉细。

2.治则

调补肾气,壮骨益筋。

3.处方

肾俞、腰阳关、$L_{4、5}$夹脊穴、关元俞、阳陵泉、飞扬、太溪、三阴交。

4.操作法

$L_{4、5}$夹脊穴用龙虎交战手法,其余诸穴均采用捻转补法,并于肾俞、关元俞、腰阳关加用灸法。

5.方义

本证是由于肾气虚弱而引起,主症是腰腿痛,病位于督脉、足太阳、足少阴经。腰为肾之府,肾虚则腰府失养,故治取肾的背俞穴补益肾气,濡养腰府及经脉而止痛;关元俞内应关元,是人体元气输注之处,补之可益元气,益精血濡筋骨,善于治疗肾虚腰痛,如《针灸大成》曰关元俞"主风劳腰痛"。太溪配飞扬属于原络配穴,旨在补益肾气调理太阳、少阴经脉以止痛。在飞扬穴处又有小络脉分出,名曰飞扬脉,主治腰痛,《素问·刺腰痛论》:"飞扬之脉令人腰痛,痛上怫怫然,甚则悲以恐,刺飞阳之脉,……少阴之前与阴维之会。"故飞扬可治疗肾虚以及肝虚引起的腰痛。三阴交补益气血,濡养筋骨。阳陵泉乃筋之会穴,可缓筋急以止痛。诸穴协同相助,补益肾气,养筋壮骨以止痛。

(二)寒湿痹阻

1.主症

腰腿疼痛重着,自觉拘紧,时轻时重,遇冷加重,得热症减。舌质淡,苔白滑,脉沉紧。

2.治则

祛寒利湿,温通经络。

3.处方

肾俞、关元俞、$L_{4、5}$夹脊穴、腰阳关、委中、阴陵泉、三阴交。

4.操作法

肾俞、关元俞、腰阳关均采用龙虎交战手法,并加用灸法。腰部夹脊穴、委中、阴陵泉针刺泻法。三阴交平补平泻法。

5.方义

本证属于寒湿痹阻,但病之本是肾虚,治疗当用补泻兼施的方法。肾俞、关元俞补肾气助元气,腰阳关温督脉、通脊骨,采用龙虎交战手法,补泻兼施,扶正祛邪,加用灸法可加强其温补肾气,散寒化湿的作用。腰夹脊穴是病变的症结处,针刺泻法祛除邪气之痹阻,可达通经止痛的作用。委中通经祛邪,是治疗腰腿痛重要的有效的穴位。阴陵泉除湿利小便,通经止痛,是治疗湿邪痹阻性腰痛的有效穴位,正如《针灸甲乙经》所说:"肾腰痛不可俯仰,阴陵泉主之。"三阴交是足三阴经的交会穴,可健脾利湿,补肝肾壮筋骨,与肾俞、关元俞配合,既可加强补肝肾的作用,又可祛除腰部的湿邪,加快腰腿痛的缓解。

(三)气虚血瘀

1.主症

腰痛绵绵,部位固定,不耐久坐、久立、久行,下肢麻木,面色少华,神疲乏力。舌质黯或有瘀斑,脉细涩。

2.治则

益气养血,活血化瘀。

3.处方

膈俞、肝俞、脾俞、肾俞、关元俞、腰阳关、腰夹脊穴、足三里、三阴交。

4.操作法

膈俞、腰夹脊穴针刺泻法,并刺络拔火罐法。其余诸穴用捻转补法,并在肾俞、关元俞、腰阳关加用灸法。

5.方义

本证是在肾虚的基础上,复加经脉劳损,瘀血阻滞,以及劳作日久耗伤气血,筋脉失养所致。选取血之会穴膈俞及病变之症结夹脊穴,刺络拔火罐,除瘀血之阻滞,以利气血的通行及筋脉濡养。取肾俞、关元俞、肝俞补肝肾益筋骨。腰阳关温通督脉,通畅脊骨。脾俞、足三里、三阴交温补脾胃,益气血生化之源。诸穴相配,补后天益先天,除瘀血阻滞,可达益气养血,活血化瘀的功效。

第四节 强直性脊柱炎

一、概述

强直性脊柱炎是慢性多发性自身免疫性关节炎的一种类型。本病的特征是从骶髂关节开始,逐步上行性蔓延至脊柱的棘突、关节旁突的软组织及外围的关节炎。早期极易误诊为坐骨神经痛、骨膜炎等疾病,晚期可造成脊柱骨性强直及残疾,成为严重危害人类健康的疾病。针灸对强直性脊柱炎进行个体化辨证论治有悠久的历史和良好的效果。

本病曾被称为"类风湿性脊柱炎""类风湿关节炎中枢型",现已明确本病与类风湿关节炎不是同一种疾病。本病发病率比类风湿关节炎低,多发于15～30岁的青年男性,男女之比约为14：1,其中16～25岁为发病高峰。发病部位主要在躯干关节。本病的发病原因迄今尚未十分明了,认为可能与感染、自身免疫、内分泌失调、代谢障碍、遗传等因素有关。中医历代医家对本病病名认识不一,有肾痹、骨痹、腰痛、龟背、大偻等不同的名称。医学家焦树德教授称之为"尪痹"。1997年中国国家标准《中医病证治法术语》将其归属于"脊痹"。

二、诊断要点

(1)多发于15～30岁的男性青年,有家族遗传倾向。病变多从骶髂关节开始,逐渐向上蔓延至脊柱,造成脊柱关节的骨性强直。部分患者可出现坐骨神经痛症状,膝关节肿痛等。

(2)发病缓慢,病程长久,发展与缓解交替进行,病程可长达数年或数十年,受凉、受潮可诱发本病。

(3)疼痛、活动受限是其主要临床表现。病变早期主要表现为两侧骶髂部及下腰部疼痛,腰部僵硬不能久站,活动时疼痛加剧,休息后缓解,腰部活动范围受到很大限制;病变累及胸椎和肋椎关节时,胸部的扩张活动受限,并可有束带状胸痛、咳嗽、喷嚏时加重等;本病累及颈椎时头部转动不便,旋转受限。

(4)畸形,病变后期整个脊柱发生强直、疼痛消失,后遗驼背畸形,病变累及髋关节时,出现髋畸形,严重者脊柱可强直于90°向前屈位,患者站立或行走时目不能平视。

（5）约有 20％患者合并虹膜炎（眼痛及视力减退）。

（6）实验室检查，患者多有贫血，早期和活动期血沉增快，抗"O"和类风湿因子阴性。淋巴组织相容抗原（HLA-B27 或 W27）明显增高。

（7）X 线片表现，双侧骶髂关节骨性改变最早出现，是诊断本病的主要依据。

三、病因病机

强直性脊柱炎不少医家认为应属于中医痹证中"肾痹"范畴，因为早在《素问·痹论》中就有记载"骨痹不已，复感于邪，内舍于肾……肾痹者，善胀，尻以代踵，脊以代头"，形象地描述了强直性脊柱炎的晚期症状。并认为肾虚是其发病的内因，外邪或外伤为其发病的外因、诱因。强直性脊柱炎的病位在脊柱，然而诸多脏腑经络与脊柱相联系，如督脉"贯脊属肾"；任脉"起于胞中，上循脊里"；足少阴肾经"贯脊属肾络膀胱"，足少阴经筋"循脊内挟膂上至项，结于枕骨"；足太阳经"夹脊抵腰中，络肾属膀胱"，足太阳经筋"上挟脊上项"；手阳明经筋"其支者，绕肩胛，夹脊"；足阳明经筋"直上结于髀枢，上循胁属脊"；足太阴经筋"聚于阴器，上腹结于脐，循腹里结于肋，散于胸中，其内者，著于脊"。以上脏腑及其所属的经脉若发生病变均可影响脊柱的功能，但其中以肾最为重要，因为足少阴经、足少阴经筋、督脉、任脉、足太阳经、足太阳经筋均隶属于肾。

（一）肾气虚弱

先天禀赋不足，加上后天调摄不当，饮食不节，涉水冒雨；或房劳过度，内伤于肾，肝肾亏损，脊督失养，卫外不固，风寒湿邪乘虚入侵；或脾肾两虚，寒湿内蕴，阻塞经络气血，流注经络关节、肌肉、脊柱而成本病。

（二）脾胃虚弱

脾胃虚弱，后天亏损，下不能补益肾精，上不能生金补肺，肾虚则督脉空虚，肺虚则卫气不固，风寒湿邪乘虚入侵督脉，发为本病。

（三）痰瘀阻滞

肾虚内寒，阳气不足，或脾虚失于运化，寒湿内蕴化为痰浊，滞留脊柱；阳气不足，则生内寒，寒主凝，则气血失于正常运行，血涩气滞，久必成瘀；风寒湿邪滞留脊柱关节，日久不除，致气血闭阻，久而成瘀。痰浊与瘀血胶滞，终成顽痹，《类证治裁》说"久痹，必有湿痰败血瘀滞经络"，即是此意。

四、辨证与治疗

(一)寒湿痹阻

1.主症

腰骶、脊背酸楚疼痛,痛连项背,伴僵硬和沉重感,转侧不利,阴雨潮冷天加重,得温痛减,或伴双膝冷痛,或畏寒怕冷。舌质淡,苔薄白腻,脉沉迟。

2.治则

散风祛寒,除湿通络,温经益肾。

3.处方

天柱、大椎、命门、次髎、肾俞、华佗夹脊穴、后溪、昆仑。

4.操作法

针天柱向脊柱斜刺1.0寸左右,使针感向肩背传导,捻转泻法。大椎针尖略向上直刺0.8寸左右,使针感沿脊柱传导,捻转泻法。次髎直刺1.5寸左右,使针感向两髋部或下肢传导,针刺泻法。后溪、昆仑直刺泻法。命门、肾俞直刺补法。华佗夹脊穴每次选择3~4对,略向脊柱直刺,直达骨部,使针感沿脊柱或向两肋传导。大艾炷隔姜灸大椎、命门、肾俞、次髎,每穴不少于9壮;或用艾条灸,每穴5分钟。

5.方义

该病之本在肾虚,故针补命门、肾俞,并灸,以温补肾阳,抗御寒邪。取大椎、次髎、华佗夹脊穴以温通督脉和诸经脉,祛邪止痛。天柱、后溪、昆仑同属太阳经,太阳经通达脊柱和督脉,三穴功专祛邪通经止痛,对感受风寒湿邪引起的项背痛、腰骶痛、脊柱痛有良好的效果。

(二)脾胃虚弱

1.主症

腰骶、脊背、髋部酸痛,僵硬、重着,乏力,活动不利,或伴膝、踝等关节肿痛,脘腹胀满,胸痛胸闷,舌苔白腻,脉沉弱。

2.治则

健脾益气,祛邪通络。

3.处方

天柱、大椎、命门、华佗夹脊穴、中脘、神阙、关元、足三里。

4.操作法

天柱、大椎、命门、华佗夹脊穴均用龙虎交战手法,并使针感沿督脉传导或向腹部传导。中脘、关元、足三里针刺补法并灸。神阙用艾条或大艾炷隔姜重灸法。

5.方义

《素问·骨空论》说"督脉生病治督脉,治在骨上,甚者在脐下营"。这就是说督脉病可治在督脉,也可治在任脉,如耻骨上的中极、关元,脐中神阙,脐下气海、关元。大艾炷重灸神阙、关元,或用艾条灸,不少于10分钟。任脉通于督脉,并内联脊里,从任脉治疗督脉病,是针灸治疗中的重要方法,即"阳病治阴"。中脘、气海、关元、神阙有益胃健脾、补肾强脊的作用,内可补脾胃,强肝肾,增强人体的免疫功能,外可疏通督脉祛除邪浊。因为足太阴经"挟脊",足少阴经"贯脊",足太阴经筋"内者著于脊",足少阴之筋"循脊里",足阳明之筋"上循胁属脊"。所以胃脾肾与任脉、督脉、脊柱有着紧密的联系,增强脏腑的功能,即可补督脉之虚,加强脊柱和督脉的功能,加强督脉祛除邪浊,加快脊柱病变的愈合。

(三)瘀血阻络

1.主症

腰背疼痛剧烈,固定不移,转侧不能,夜间尤甚,有时需下床活动后才能重新入睡,晨起肢体僵硬肿胀。或有关节屈曲变形,脊柱两侧有压痛、结节、条索,舌质黯或有瘀斑,苔薄白,脉弦涩。

2.治则

活血祛瘀,通络止痛。

3.处方

天柱、大椎、筋缩、华佗夹脊(阿是穴)、次髎、膈俞、委中、三阴交、丰隆。

4.操作法

天柱、大椎、筋缩、次髎用龙虎交战手法,使针感沿脊柱传导。针次髎使针感向两髋骨或下肢传导。阿是穴、膈俞、次髎、委中点刺出血,并拔火罐,以增加其出血量。三阴交用捻转补法,丰隆平补平泻法。

5.方义

《素问·针解》说"菀陈则除之者,出恶血液也"。故瘀血闭阻经络,必刺血脉清除瘀血,以疏通经络;结节者,瘀血结聚也,也必活血化瘀,方可疏通经脉,正如《灵枢·经脉》说"刺诸络脉者,必刺其结上甚血者"。膈俞是血之会穴,委中是血之郄穴,阿是穴是瘀血与痰浊结聚之处,次髎祛湿通络,诸穴均有活血化瘀除痰通络的作用,出血后加以拔罐,可加强其通经祛邪的力量。三阴交、丰隆意在健脾化痰,调血柔筋,分解痰瘀血互结,有利于疏通经络。

第五节 类风湿关节炎

一、概述

类风湿关节炎是一种以关节病变为主,以多个关节肿胀、疼痛反复发作,病程缓慢,逐渐引起关节畸形的全身性自身免疫性疾病。

关节性类风湿病的主要病变是从关节滑膜开始的,形成滑膜炎以后炎性肉芽组织逐渐侵犯关节软骨、软骨下组织、关节囊、韧带和肌腱,使关节挛缩,造成关节脱位畸形,肌肉萎缩,关节功能进一步丧失。不仅如此,还常常累及其他器官和组织,如皮肤、心脏、血管、神经等。

主要临床表现为对称性反复发作性关节炎,手足小关节最易受累。早期或急性发病期,关节多呈红、肿、热、痛和活动障碍;晚期可导致关节骨质破坏、强直和畸形,并有骨和骨骼肌萎缩。在整个病程中,可伴有发热、贫血、体重减轻、血管炎和皮下结节等病变,也可累及全身多个器官。

本病为常见病、多发病。好发年龄为20~45岁。女性发病率高于男性,男女比例约为1∶3。目前对本病的发病原因尚不十分清楚。

类风湿关节炎属于中医"痹证"范畴。根据该病的临床表现,本病可属于古代医籍中的周痹、历节、历节风、白虎病及白虎历节的范畴。近代焦树德老中医把痹证中久治不愈、关节肿大、僵硬、畸形,骨质改变,筋缩肉蜷,肢体不能屈伸等症状者,统称之谓"尪痹"。

二、诊断要点

(1)多发生于青壮年,发病年龄在20岁左右,高峰在35~45岁,以女性为多。

(2)多数起病隐匿,发病缓慢而渐进,病变发展与缓解交替出现,但常有急性发作,病程可长达数年乃至数十年。

(3)晨僵是类风关节炎的重要诊断依据之一,晨僵首先发生在手关节,僵硬不适,不能握拳,其后随着病情进展,可出现全身关节的僵直感,可持续30分钟左右,持续时间长短与病情程度成正比。

(4)疼痛:对称性游走性关节疼痛,受累关节为指、腕、趾、踝等小关节。随着病情进展,相继累及肘、肩、膝、髋等关节。

(5)局部症状:关节疼痛、肿胀、功能受限,有明显的关节僵硬现象。

(6)活动障碍:早期可因疼痛肿胀而出现活动受限,病情继续发展,关节纤维增生及骨性融合,使关节活动完全丧失。

(7)局部体征:①早期受累关节红、肿、热、痛,功能障碍,压痛,活动时疼痛加重。②受累关节主动活动和被动活动均受限。③受累关节呈对称性发病。④病变累及手足肌腱和腱鞘,早期肌肉可出现保护性痉挛,以后发生肌肉萎缩,造成关节畸形,或加剧关节畸形。⑤关节囊和关节韧带松弛和继发挛缩,造成关节的病理性半脱位和完全性脱位;关节软骨和软骨下骨质的破坏,发生关节骨性强直和畸形。

(8)辅助检查。①实验室检查:血红蛋白减少,白细胞计数正常或降低,淋巴细胞计数增加;病变活动期血沉增快,久病者可正常。类风湿因子实验阳性占70%～80%。滑液较浑浊,黏稠度降低,黏蛋白凝固力差,滑液糖含量降低。②X线检查:早期,骨质疏松,骨皮质密度降低,正常骨小梁排列消失,关节肿胀;中期,关节间隙轻度狭窄,骨质疏松,个别局限性软骨侵蚀破坏,继而关节间隙明显狭窄,骨质广泛疏松,多处软骨侵蚀破坏,关节变形;晚期,关节严重破坏,关节间隙消失,关节融合,呈骨性强直,或出现病理性脱位或各种畸形。

三、病因病机

痹证的发生与体质因素、气候条件、生活环境及饮食习惯有密切关系,正虚卫外不固是痹症发生的内在基础,感受外邪是痹证发生的外在条件,邪气痹阻经脉为其病机的根本。病变多累及肢体筋骨、肌肉、关节,甚则影响内脏。

(一)感受风、寒、湿、热之邪

风为阳邪,性疏散,可穿发腠理,具有较强的穿透力,寒邪借此力内犯,风邪又借寒邪凝结之性,使邪附病位,成为伤人致病之基础。湿邪借风邪的疏泄之力,寒邪的收引之性,风寒又借湿邪黏着、胶固之性,造成经络壅塞,气血运行不畅,故筋脉失养,绌急而痛。

风、寒、湿、热之邪虽常相杂为害,但在发病过程中却常以某种邪气为主,如风邪偏胜者为行痹,寒邪偏盛者为痛痹,湿邪偏胜者为着痹,热邪偏重者为热痹。在临床表现上也各有不同的症状和体征。热痹的发生,或因素体阳盛,感受外邪后易从热化;或因风寒湿痹郁久化热,热邪与气血相搏而见关节红、肿、疼痛、发热等。

(二)痰瘀阻滞

素体脾胃虚弱,运化不及,水湿内停,内湿招引外湿,两湿相合,凝聚为痰浊。又痰浊为阴邪,必伤营络之血,营血伤则为血瘀,痰瘀互结流注关节,经络痹阻,筋骨失荣,疼痛不已而成痼疾。

(三)气血亏损

劳逸过度,将息失宜,耗伤气血,外邪乘虚而入;或邪气久羁经脉,耗伤气血,内伤脾胃,气血生化不足,致气血亏损。气血虚弱祛邪乏力,致使邪气进一步稽留而成痼疾。

(四)肝肾亏损

素体虚弱,肝肾不足,邪气内及肝肾;或痹证日久,损及肝肾,肝主筋、肾主骨,邪滞于筋脉,则筋脉拘急,屈伸不利;邪浊深入骨骱,导致关节僵硬、变形,而成骨痹,是痹证发展的较深阶段,表现为骨节沉重、活动不利,关节变形等。

总之,本病的发生,系机体正气不足,卫外不固,或先天禀赋不足,外无御邪之能,内乏抗病之力,复因久住湿地、汗出当风、冒雨涉水,风、寒、湿、热之邪得以内侵于肌肉、筋骨、关节之间,致使邪气留恋,或壅滞于经,或郁塞于络,气血凝滞,脉络痹阻。虽邪气不同,病机、证候各异,然风、寒、湿、热之邪伤人往往相互为虐而病。

四、治疗方法

(一)辨证与治疗

1.风寒湿痹

(1)主症:肢体关节、肌肉疼痛酸楚,肿胀,局部畏寒,遇寒加重,得温痛减,形寒怕冷,口淡不渴。舌质淡有齿痕,舌苔白腻,脉紧。

(2)治则:散风祛寒,除湿通络。

(3)处方。

全身取穴:大椎、气海、足三里。

局部取穴。①肩关节:肩髃、肩髎、臑俞、曲池、外关、后溪。②肘关节:曲池、尺泽、天井、外关、合谷。③腕关节:阳溪、阳池、阳谷、腕骨、合谷。④掌指关节:八邪、三间、后溪、外关、曲池。⑤髋关节:环跳、秩边、居髎、阳陵泉。⑥膝关节:梁丘、鹤顶、膝眼、阳陵泉、阴陵泉。⑦踝关节:昆仑、丘墟、解溪、商丘、太溪。⑧跖趾关节:八风、内庭、太冲、解溪、商丘、丘墟。⑨行痹:风气胜者为行痹,关节疼痛游走不定,痛无定处,治疗时加风池、风门、风市、膈俞、三阴交。⑩痛痹:寒气胜者为痛痹,肢体关节紧痛,痛势较剧,痛有定处,得热痛减,遇寒加重,治疗时加命门、神阙,重用灸法。⑪着痹:湿气胜者为着痹,肢体关节肿胀疼痛,重着不移,阴雨天加重,治疗时加中脘、阴陵泉、太白等。以上诸穴根据疼痛的部位,体质情况,每次选择6～10个穴位,轮换使用。

(4)操作法:足三里、气海用补法,余穴均用泻法。大椎、气海、足三里和疼痛的部位加用灸法。

(5)方义:阳气虚弱,卫外不固,风寒湿邪乘虚而入,发为风寒湿痹,故取气海、足三里温补之,以温阳益气,卫外固表。大椎乃手足三阳与督脉之交会穴,既能祛散外邪,又能调和诸阳经之气机,佐以艾灸,调节卫气并温经祛寒。关节局部及其周围的穴位,均有疏通经络气血、祛风除湿、散寒止痛的功效。风邪胜者加风池、风门、风市以祛风通络,加膈俞、三阴交以养血息风;寒邪胜者加命门、神阙以壮元阳益元气,温经祛寒;湿邪胜者加中脘、阴陵泉、太白调补脾胃,通利湿浊。

2.风热湿痹

(1)主症:肢体关节疼痛,痛处焮红灼热,肿胀疼痛剧烈,得冷稍舒,筋脉拘急,日轻夜重。患者多兼有发热、口渴、心烦、喜冷恶热,烦闷不安等症状。舌质红,舌苔黄燥少津,脉滑数。

(2)治则:清热除湿,祛风通络。

(3)处方。①全身治疗:大椎、曲池、风池。②局部治疗:用于疼痛的关节,选取穴位同风寒湿痹。

(4)操作法:先针大椎、风池、曲池,针刺泻法,并于大椎拔火罐。然后针刺病变部位的穴位,捻转泻法,并在红肿的部位施以刺络拔罐法。

(5)方义:风热湿痹是由于风热湿毒邪气乘体虚侵入人体;或由于风寒湿邪痹阻经脉,日久化热;或由于素体阳盛,感受外邪后从阳而化,故取风池、大椎、曲池清热散风,除湿通络。病变关节部位的穴位,佐以刺络拔罐,可清泻病变部位的风热湿邪,并能活血通络,疏经止痛。

3.痰瘀痹阻

(1)主症:痹证日久不愈,日益加重,关节疼痛固定不移,关节呈梭形肿胀,或为鹤膝状,屈伸不利,周围肌肉僵硬,压之痛甚,皮下可触及硬结,面色晦滞,舌黯红,舌苔厚腻,脉细涩。

(2)治则:化痰祛湿,祛瘀通络。

（3）处方。①全身治疗：膈俞、合谷、血海、丰隆、太白、太冲。②局部治疗：取穴同风寒湿痹。

（4）操作法：膈俞、合谷、血海、丰隆、太冲针刺泻法，术后可在膈俞、血海施以刺络拔罐法，太白行龙虎交战手法。关节局部的穴位，针刺捻转泻法，并深刺直至筋骨。若指关节呈梭形肿胀，可在关节的屈侧横纹处，如四缝穴等处，用三棱针点刺出血，或点刺放出液体。

（5）方义：痹证日久不愈，导致痰瘀互结，痹阻经络，流注关节，故泻膈俞、血海以活血化瘀；泻合谷、太冲以行气化瘀，通经止痛；泻丰隆以化痰通络；取太白行龙虎交战手法，补泻兼施，健脾利湿，化痰通络，本《难经·六十八难》"俞主体重节痛"之意。关节肿痛者宗"菀陈则除之"之法，予以刺络出血法。

4.气血亏损证

（1）主症：病程日久，耗伤气血，筋骨失养，四肢乏力，关节肿胀，酸沉疼痛，麻木尤甚，汗出畏寒，时见心悸，纳呆，颜面微青而白，形体虚弱，舌质淡红欠润滑，苔薄白，脉沉无力或兼缓。

（2）治法：益气养血，活络舒筋。

（3）处方。①全身治疗：心俞、脾俞、气海、足三里、三阴交、太溪。②关节局部治疗：同风寒湿痹。

（4）操作法：心俞、脾俞、气海、足三里、三阴交针刺补法，并可酌情施以灸法。病变关节部位的穴位采用龙虎交战手法，并可加灸法。

（5）方义：本证属于气血亏损经络痹阻证，故取心俞、脾俞、气海益气补血，取足三里、三阴交扶正祛邪，健运脾胃，补益气血生化之源。由于邪阻经脉流注关节，故于关节病变部位行龙虎交战手法，补泻兼施，扶正祛邪。

5.肝肾亏损证

（1）主症：肢体关节疼痛，屈伸不利，关节肿大、僵硬、变形，甚则肌肉萎缩，筋脉拘急，肘膝不能伸，或尻以代踵、脊以代头而成废人，舌质黯红，脉沉细。

（2）治则：补益肝肾，柔筋通络。

（3）处方。①全身治疗：筋缩、肝俞、肾俞、关元、神阙、太溪。②病变关节部位：同风寒湿痹。

（4）操作法：筋缩、肝俞、肾俞、关元、神阙、太溪针刺补法，并可加用灸法。病变关节部位的穴位针刺采用龙虎交战手法，并可加灸法。

（5）方义：病程日久，诸邪久居不越，与痰浊瘀血凝聚，痹阻经络，侵蚀筋骨，内客脏腑，伤及肝肾，筋骨受损严重，病呈胶痼顽疾。治取肝的背俞穴肝俞、肾的背俞穴肾俞及肾的原穴太溪,补益肝肾,濡养筋骨;关元内藏元阴元阳,补之可回阳救逆,补益精血,濡养筋骨;神阙是元神的门户,灸之可回阳固脱,温经通脉。在病变关节部位,邪气与痰浊瘀血互结,故采用补泻兼施的方法,泻其邪浊,补其气血,扶正以祛邪。

(二)灸法

灸法对本病的治疗有一定的效果,常用的方法有以下几种。

1.温针灸法

(1)常用穴位:曲池、外关、八邪、足三里、阳陵泉、解溪、八风、关元、肾俞。

(2)方法:每次选用2~3穴,针刺得气后,行温针灸法。选取太乙艾灸药条,剪成1.5~2.0 cm长,在其中心打洞,插在针柄上,然后在其下端点燃,每穴灸2~3壮。每周2~3次,连续治疗不少于3个月。

2.隔姜灸法

(1)常用穴位:大椎、命门、肾俞、神阙、气海、足三里、手三里、阿是穴。

(2)方法:每次选取2~3穴,切取姜片0.2 cm厚,置穴位上,用大艾炷灸之,每穴灸5~7壮。每周2~3次,10次为1个疗程。

3.长蛇灸法

方法:患者俯卧,先在大椎至腰俞之间常规消毒,取紫皮蒜适量,去皮捣成泥状,平铺在大椎至腰俞之间,约2.5 cm宽,周围以纸封固,防止蒜汁外流。然后中等大艾炷分别放在大椎、身柱、筋缩、脊中、命门、腰俞等穴灸之,每穴灸3~5壮。每次除大椎、腰俞外,再选取1~2穴。灸后如局部穴位皮肤起水泡,可用无菌三棱针挑破引流,然后辅以消毒药膏,并覆一消毒纱布。每周治疗2~3次,10次为1个疗程,每2个疗程间隔7天。

第六节　肩关节周围炎

肩关节周围炎,简称肩周炎,是肩关节周围肌肉、肌腱、滑液囊及关节囊的慢性非特异性炎症。中医认为本病多因肩部裸露感受风邪所致,故又称"漏肩风";因发病年龄以50岁左右者较多,故又称"五十肩";因本病以肩关节内、外粘连,关节僵硬、疼痛和功能活动受限为其临床特征,故又称作"肩凝症"。

肩关节的活动主要依靠肩关节周围肌肉、肌腱和韧带维持其稳定性。青年人的正常肌腱十分坚强有力,但由于肌腱本身的血液供应较差,随着年龄的增长,常有退行性改变,在此基础上加之肩部受到轻微的外伤,积累性劳损,遇风寒邪气侵袭等因素的作用后,如未能及时治疗或功能锻炼,肩部活动减少,就会导致肩关节粘连形成本病。

颈椎病也是引起肩关节周围炎的原因之一。颈椎椎间孔的改变,压迫脊神经,造成肩部软组织神经营养障碍,形成肩痛,活动受限而成本病。

此外,心、肺、胆管疾病发生的肩部牵涉痛,因原发病长期不愈,使肩部肌肉持续性痉挛,肩关节活动受限,亦可继发为肩关节周围炎。

中医认为本病的发生是老年体虚,气血虚损,筋失濡养,风寒湿外邪侵袭肩部,经脉拘急所致。气血虚损,血不荣筋为内因,风寒湿邪侵袭为外因。

一、诊断要点

(一)发病年龄

患者多在 50 岁左右,女性多于男性,常伴有风寒湿邪侵袭史或外伤史。起病缓慢,病程长是其特点。

(二)疼痛

疼痛是早期的主要症状,可为钝痛、刺痛、刀割样痛。遇寒受凉或夜间疼痛加重,甚至疼醒。疼痛也可放射到颈部、肩胛部、肘部和手。严重者不敢翻身,患肢在抬举、摸背、穿衣、梳头等活动时困难。

(三)肩关节周围广泛压痛

在肩关节周围可触及多处压痛点,以肩髃(肱骨小结节)、肩髎(肱骨大结节)、肩内陵(喙突)、肩贞(盂下结节)、臂臑(三角肌粗隆)等处最明显,且常可触及结节或条索状阳性反应物。

(四)肩关节功能活动广泛受限

其中以外展、内收搭肩、高举及后伸最明显。

(五)肩部僵硬

僵硬是后期的主要症状,常伴有肩关节周围肌肉萎缩,周围软组织广泛粘连,功能严重障碍,出现典型的"扛肩"现象。

(六)X 线和化验检查

一般无异常发现。

二、病因病机

肩关节是经脉和经筋经过会聚的部位,分布有手三阳经及其经筋、足少阳经、阳跷脉、阳维脉,以及手三阴经,所以肩关节是上肢经络气血运行的关键部位,又是上肢运动的枢纽。人至五十肾精亏损,肾气衰弱,推动和调控脏腑的功能减弱,在脏腑中,心主血,肝藏血,脾统血,脾与胃为气血生化之源,肺主气,朝百脉输送气血,脏腑虚弱则气血亏损,难以抗御外邪,易感受外邪为患。正如《灵枢·经脉》云"大肠手阳明之脉,所生病者……肩前臑痛""小肠手太阳之脉,是动则病……肩似拔";肺手太阴之脉"气虚则肩背痛寒,少气不足以息";又《灵枢·经筋》"足太阳之筋,其病……肩不举""手太阳之筋,其病绕肩胛引颈后痛""手阳明之筋,其病……肩不举"。总之,肾气虚弱,气血亏损,卫外乏力,肩部经脉易感受外邪导致经络气血闭阻,引起疼痛。另外,肩关节是上肢运动的枢纽,易发生运动性损伤,导致肩关节疼痛。

(一)风寒湿邪侵袭经脉

风为阳邪,向上向外,具有较强的穿透力,易于开发腠理,寒、湿邪气可乘机内犯肩部经脉;寒主凝滞,风邪又借寒邪凝滞附着于肩部肌肉关节;湿邪黏着胶固,又借助寒邪之凝固,停滞肩部,导致经络气血闭阻不通,不通则痛,发为肩痛。

(二)瘀血阻滞经脉

跌打损伤,或肩关节活动过度扭伤筋脉,或久痛入络,瘀血停滞,使经络气血闭阻发为肩痛。

(三)筋肉失养

年老气血虚弱,或肩痛久治不愈,经络气血闭阻日久,经筋失养,肌肉挛缩,肩关节活动艰难。

三、辨证与治疗

(一)病因辨证与治疗

1.风寒湿邪侵袭经脉

(1)主症:肩部疼痛,日轻夜重,局部畏寒,得热痛减,遇寒疼痛加重,肩关节活动明显受限,活动时疼痛加重。舌苔薄白,脉弦紧。

(2)治则:疏散邪气,温经止痛。

(3)处方:天柱、大椎、肩髃、肩前、臑俞、曲池、外关、合谷、后溪。

(4)操作法:以上诸穴均采用泻法。天柱用1寸毫针,针尖刺向脊柱,使针感向患侧的肩部传导。针刺大椎时针尖稍微偏向患侧,同时用拇指按压健侧,使针感向患侧的肩部传导。针肩髃透向肩髎,针肩前透向臑俞,针臑俞透向肩前。曲池用 1.5 寸长的毫针,直刺 1 寸左右,行龙虎交战手法。余穴用 1 寸毫针直刺泻法。留针 20～30 分钟。起针后,在肩髃、肩前、臑俞穴处拔火罐,起火罐后,艾灸大椎、肩髃、肩前。

(5)方义:本证是由于风寒湿邪侵袭肩部经脉,导致肩部经脉气血痹阻,经气不通所致,手三阳经及其经筋,以及阳维脉、阳跷脉分布在肩部,故治疗以三阳经穴为主。肩髃、臑俞、肩前属于局部取穴,统称"肩三针",针刺泻法并加艾灸,可祛风散寒、化湿通络,对缓解肩关节疼痛有较好的效果。《甲乙经》云肩髃乃"手阳明、阳跷脉之会",臑俞乃"手太阳、阳维、跷脉之会",主治"指臂痛""肩痛不可举臂"。阳维脉维系、调控诸阳经脉,年逾五十卫气虚弱,外邪乘虚而入发为肩臂痛。阳跷脉,跷者捷也,司人体之动静与运动,跷脉病则运动障碍。故肩髃、臑会既可祛外邪以疏通经络,又可疏通经络促进运动。临床研究证明电针肩髃穴治疗肩周炎的疗效明显优于药物。外关是手少阳经与阳维脉的交会穴,与臑俞配合,可增强其卫外和祛邪的作用。曲池是手阳明经的合穴,为气血汇聚之地,阳明多气多血,其性走而不守,长于通经活络;合谷是阳明经的原穴,与手太阴经相表里,主升主散,功善行气止痛、通经逐邪,是治疗上肢疼痛的主穴。后溪是手太阳经的输穴,五行属木,主风主肝,功在散风化湿,缓筋止痉,《难经》云"俞主体重节痛"是也。以上诸穴配合,局部与远端相结合,治疗症状与病因相结合,如此,邪气得以祛除,经络疏通,气血调和,疼痛可止。

2.瘀血阻滞经脉

(1)主症:肩部肿痛,疼痛拒按,夜间加重,肩关节活动受限,外展、内收、高举、后伸困难,舌质黯或有瘀斑,脉弦或细涩。

(2)治则:活血化瘀,通经止痛。

(3)处方:膈俞、肩髃、肩髎、阿是穴、曲池、条山穴。

(4)操作法:先在膈俞、阿是穴刺络拔罐,然后直刺肩髃、肩髎、曲池,针刺泻法,并可在肩髃、肩髎相互透刺,或者用合谷刺法。条山穴,即条口穴和承山穴。针刺时用 3 寸毫针从条口直刺透向承山,捻转泻法,留针 30 分钟,留针期间每 5 分钟捻转 1 次。起针时,先起上肢诸穴位的毫针,然后再捻转条山针,且在捻转针的同时,令患者不停地活动肩关节,直至活动的最大范围为止。

(5)方义:本证是由于跌打损伤、用力不当扭伤筋肉,或疼痛日久不愈,瘀血停滞经脉,治遵《灵枢·经脉》"菀陈则除之"的原则,故先于膈俞、阿是穴刺络拔罐,祛瘀通络。膈俞为血之会穴,主治血分疾病,善于活血化瘀,患瘀血证时穴位处常有压痛、条索或结节。研究证明,膈俞能改善微循环障碍,缓解血管痉挛,促进血液循环,促进血流加速,改善组织的缺血缺氧状态,因而对瘀血证起到活血化瘀的作用。肩髃、肩髎属于局部取穴。曲池是手阳明经的合穴,其性走而不守,具有较强的疏经通络作用,与肩髃、肩髎配合是治疗上肢病痛的主穴。条口透承山是治疗肩周病的经验穴位。条口属于阳明经,阳明经多气多血,针之功于通行气血,调理经脉;承山属于足太阳经,太阳经多血少气,性能主开,功善通经祛邪,所以条口透承山既可疏通经络活血止痛,又可祛邪通经止痛;临床研究证明电针条口穴治疗肩周炎有明显的止痛作用,近、远期均有明显疗效。

3.筋肉失养

(1)主症:肩痛日久不愈,疼痛减轻,活动艰难,举臂不及头,后旋不及背,肩部肌肉萎缩,局部畏寒喜暖。舌淡红,脉沉细。

(2)治则:补益气血,养筋通脉。

(3)处方:大杼、巨髎、肩井、肩髃、肩髎、肩贞、天宗、肺俞、心俞、肩内陵、臂臑、曲池、曲泽、外关、合谷、足三里。

(4)治疗方法:以上诸穴均采用浅刺补法,结合龙虎交战手法,留针不少于30分钟,并在肩髃、肩髎、肩内陵、肩贞等穴施以灸法。

(5)方义:本证属于虚证,宗《灵枢·经脉》"虚则补之""寒则留之""陷下则灸之"和《灵枢·官能》"针所不为,灸之所宜"的治疗原则,采用浅刺补法,并结合龙虎交战手法,补中有泻,补益气血濡养筋骨,兼疏通经脉疏解粘连。

(二)经络辨证与治疗

1.太阴经病证

(1)主症:肩痛位于肩的内侧胸的外侧,正当肩胸交界处,在奇穴肩内陵处有压痛,当上肢后伸时疼痛加重,并连及上臂部手太阴经。

(2)治则:疏通太阴经脉。

(3)处方:尺泽、阴陵泉。

(4)治疗方法:先取健侧阴陵泉,用3寸毫针向阳陵泉透刺,行捻转泻法,在行针的同时,令患者活动肩关节。疼痛缓解后,留针20分钟,每隔5分钟,行针1次。若疼痛缓解不明显,可再针健侧尺泽穴。

2.阳明经病证

(1)主症:肩痛位于肩峰正中,在肩髃穴处有压痛,当上肢高举时疼痛加重,疼痛并沿阳明经走窜。

(2)治则:疏通阳明经脉。

(3)处方:足三里、曲池。

(4)治疗方法:先取健侧的足三里,用3寸毫针直刺2～2.5寸,使针感沿经传导,在行针的同时,令患者活动肩关节,留针20分钟,在留针期间,每隔5分钟行针1次。若疼痛缓解不明显,再直刺健侧曲池穴,行针的同时活动肩关节。

3.少阳经证

(1)主症:肩痛位于肩峰偏后,在肩髎穴处有压痛,当上肢外展时疼痛加重,并连及上臂部。

(2)治则:疏通少阳经脉。

(3)处方:阳陵泉、天井。

(4)治疗方法:取健侧阳陵泉,用3寸毫针向阴陵泉透刺,使针感沿经传导,并嘱患者活动肩关节。留针20分钟,在留针期间每隔5分钟行针1次。若肩痛好转不明显,再针刺天井穴。

4.太阳经证

(1)主症:肩痛位于肩关节的后部,在臑俞、天宗穴处有压痛,患肢搭对侧肩关节时,疼痛加重,或上肢旋前时疼痛明显。

(2)治则:疏通太阳经脉。

(3)处方:条口、后溪。

(4)治疗方法:先取健侧条口穴,用3寸毫针直刺透向承山穴,在承山穴处有明显针感,并令患者活动患侧将关节。留针20分钟,留针期间,每5分钟行针1次。若肩痛缓解不明显,再针刺后溪穴。

(三)特殊方法(同经相应取穴法)

1.主穴

依据压痛点决定针刺的经络和穴位,属于同经相应取穴法,如肩峰正中痛,位于肩髃穴处,治取对侧下肢的髀关穴;肩痛位于肩关节的肩髎穴,治取对侧的环跳穴;肩痛位于肩关节的后部的臑俞处,治取对侧下肢的秩边穴;肩痛位于肩关节的前面的肩前穴处,治取对侧下肢腹股沟区域足太阴经的相应穴位。

2.治疗方法

用1.5寸毫针直刺1寸左右,得气后用龙虎交战手法,在行针的同时令患者活动肩关节,留针30分钟,在留针期间每隔5分钟行针1次。

第三章

骨科常见病的推拿治疗

第一节 落 枕

落枕又名"失枕"，是以晨起时出现颈部酸胀、疼痛、活动不利为主症的颈部软组织损伤疾病。本病多见于青壮年，男多于女，冬春季发病率较高。轻者4～5天可自愈；重者疼痛剧烈，并向头部及上肢部放射，迁延数周不愈。

一、病因病理

本病多由睡眠时枕头过高、过低或过硬，以及躺卧姿势不良等因素，使头枕部长时间处于偏歪姿势，导致颈部一侧肌群受到过度伸展牵拉，在过度紧张状态下发生静力性损伤，临床上以一侧胸锁乳突肌、斜方肌及肩胛提肌痉挛多见。

中医认为，本病多因素体亏虚，气血不足，循行不畅，筋肉舒缩活动失调；或夜寐肩部外露，颈肩受风寒侵袭，致使气血凝滞，肌筋不舒，经络痹阻，僵凝疼痛而发病。《伤科汇纂·旋台骨》有"因挫闪及失枕而项强痛者"的记载，因此，颈部突然扭转闪挫损伤，或肩扛重物致局部筋肌扭伤、痉挛也是导致本病的原因之一。

二、诊断

(一)症状

(1)晨起后即感一侧颈部疼痛，颈项僵滞，头常歪向患侧，不能自由旋转，转头视物时往往身体连同转动。

(2)疼痛可向肩部、项背部放射。

(3)颈部活动受限，常受限于某个方位上，主动、被动活动均受牵掣，动则症状加重。

(二)体征

(1)颈部肌肉疼痛痉挛,触之呈条索状。

(2)压痛:在胸锁乳突肌处有肌张力增高感和压痛者,为胸锁乳突肌痉挛;在锁骨外 1/3 处(肩井穴)或肩胛骨内侧缘有肌紧张感和压痛者,为斜方肌痉挛;在上三个颈椎棘突旁和同侧肩胛骨内上角处有肌紧张感和压痛者,为肩胛提肌痉挛。

(3)活动障碍。轻者向某一方位转动障碍,严重时各方位活动均受限制。

(三)辅助检查

X 线片检查:一般颈椎骨质无明显变化,少数患者可有椎体前缘增生,颈椎生理弧度改变、序列不整、侧弯等。

三、治疗

(一)治疗原则

舒筋活血,温经通络,解痉止痛。

(二)手法

一指禅推法、滚法、按法、揉法、拿法、拔伸法、擦法等。

(三)取穴与部位

风池、风府、肩井、天宗、肩外俞等穴及受累部位。

(四)操作

1.舒筋活血

患者取坐位,术者立于其身后,用一指禅推法、按揉法沿督脉颈段、两侧颈夹脊穴上下往返操作 3~5 遍。沿两侧肩胛带、颈根部、颈夹脊线用滚法操作,时间 3~5 分钟。

2.疏通经络

用拇指或中指点按风池、风府、天宗、肩井、肩外俞等穴,每穴按压半分钟;用拿法提拿颈椎两侧软组织,以患侧为重点部位,并弹拨紧张的肌肉,使之逐渐放松。

3.解痉止痛

根据压痛点及肌痉挛部位,分别在痉挛肌肉的起止点及肌腹部用按揉法、抹法、弹拨法操作,时间 2～3 分钟。

4.拔伸摇颈

嘱患者自然放松颈项部肌肉,术者左手托起下颌,右手扶持后枕部,维持在颈略前屈、下颌内收姿势,双手同时用力向上牵拉拔伸片刻,再缓慢左右摇颈 10～15 次,以活动颈椎小关节。

5.整复错缝

对颈椎后关节有侧偏、压痛者,在其颈部微前屈的状态下,以一手拇指按于压痛点处,另一手托住其下颌部,做向患侧的旋转扳法,以整复后关节错缝。手法要稳而快,切忌暴力蛮劲,以防发生意外。在患部沿肌纤维方向做擦法、摩肩、拍打、叩击肩背部数次,结束治疗。

四、注意事项

(1)推拿治疗本病过程中,手法宜轻柔,切忌施用强刺激手法,防止发生意外。

(2)对症状持续 1 周以上不缓解,短期内有两次以上发作者,必须做 X 线检查,以明确诊断。

(3)注意颈项部的保暖,科学用枕。

五、功能锻炼

(1)患者应有意识地放松颈部肌肉,疼痛缓解后,积极进行颈部功能锻炼,可做颈部前屈后仰、左右侧弯、左右旋转等活动,各做3～5 次,每天1～2 次。

(2)坚持做颈部保健操。

六、疗效评定

(一)治愈

颈项部疼痛、酸胀消失,压痛点消失,颈部功能活动恢复正常。

(二)好转

颈项部疼痛减轻,颈部活动改善。

(三)未愈

症状无改善。

第二节 寰枢关节半脱位

寰枢关节半脱位又称为寰枢关节失稳,是指寰椎向前、向后脱位或寰齿两侧间隙不对称,导致上段颈神经、脊髓受压以致患者出现颈肩上肢疼痛,甚至四肢瘫痪、呼吸肌麻痹,严重时危及生命。

寰枢关节系一复合关节,由 3 个小关节组成。枢椎中部的齿突与寰椎前弓后方的关节面和横韧带组成寰枢正中关节。在寰椎外侧由两侧块的下关节面和枢椎上关节面组成寰枢外侧关节。寰枢关节的关节囊大而松弛,关节面较平坦,活动幅度较大,且寰枢椎之间无椎间盘组织,因此受到外力或在炎症刺激下容易发生寰枢关节半脱位。

一、病因病理

寰枢关节半脱位是临床常见病证,其发病原因主要有炎症、创伤和先天畸形。

(一)寰枢关节周围炎症

咽部与上呼吸道的感染、类风湿等可以使寰枢关节周围滑膜产生充血、水肿和渗出,引起韧带松弛而脱位;炎症又可使韧带形成皱襞而影响旋转后的复位,形成旋转交锁,造成关节半脱位。

(二)创伤

创伤可以直接造成横韧带和/或翼状韧带发生撕裂,或引起滑囊、韧带的充血水肿,造成寰枢关节旋转不稳并脱位。寰椎骨折、枢椎齿突骨折可直接造成寰枢椎脱位。青少年可由于跳水时头部触及游泳池底,颈部过度屈曲,寰椎横韧带受到枢椎齿突向后的作用力引起寰枢关节前脱位。成年人多由于头颈部受到屈曲性外伤而引起不同程度的寰椎前脱位,也可表现为向侧方及旋转等方向移位,与外伤作用力方向有关。

(三)寰枢椎的先天变异和/或横、翼状韧带的缺陷

发育对称的寰枢椎关节面,受力均衡,关节比较稳定,当寰枢椎关节面不对称(即倾斜度不等大、关节面不等长)时,关节面则受力不均衡,倾斜度大的一侧受力大,对侧小,使关节处于不稳定状态,易发生寰枢关节半脱位。

中医关于该病的论述,多记载于"筋痹""错缝"等病证中。中医认为患者素体气虚,筋肌松弛,节窍失固,或有颈部扭、闪、挫伤致脊窍错移,迁延不愈。脊之筋肌损伤,气血瘀聚不散则为肿为痛。筋肌拘挛,脊错嵌顿则活动受掣。

二、诊断

(一)症状

(1)有明显外伤史或局部炎症反应。其症状轻重与寰椎在枢椎上方向前、旋转及侧方等半脱位的程度有关。

(2)颈项部、头部、肩背部疼痛明显,活动时疼痛加剧,疼痛可向肩臂放射。

(3)以颈项肌痉挛、颈僵,头部旋转受限或呈强迫性体位为主要症状。

(4)当累及椎基底动脉时,可出现头晕、头痛、恶心、呕吐、耳鸣、视物模糊等椎基底动脉供血不足症状。

(5)当累及延髓时,则主要影响延髓外侧及前内侧,出现四肢运动麻痹、发音障碍及吞咽困难等症状。

(二)体征

(1)枢椎棘突向侧后方偏突,有明显压痛,被动活动则痛剧。

(2)如为单侧脱位,头偏向脱位侧,下颌转向对侧,患者多用手托持颌部。

(3)累及神经支配区域皮肤有痛觉过敏或迟钝。

(4)累及脊髓时则出现脊髓受压症状,上肢肌力减弱,握力减退,严重时腱反射亢进,霍夫曼征阳性;下肢肌张力增高,步态不稳,跟、膝腱反射亢进,巴宾斯基征阳性。

(5)位置及振动觉多减退。

(三)辅助检查

(1)X线片检查:颈椎张口正位,齿突中线与寰椎中心线不重叠,齿突与寰椎两侧块之间的间隙不对称或一侧关节间隙消失,齿突偏向一侧。

(2)CT检查:寰枢椎连续横断面扫描可显示寰枢椎旋转程度。矢状位和冠状位图像可显示寰枢外侧关节的序列,但大多数不能显示齿突与寰椎分离。

(3)肌电图和神经诱发电位检查:可评价神经功能受损害程度。

三、治疗

(一)治则

舒筋活血,松解紧张甚至痉挛的颈枕肌群;整复失稳的寰枢关节,纠正导致寰枢关节发生异常位移的因素,扩大椎管的有效容积,改善椎管内外的高应力状态,减少或消除椎动脉或脊髓的机械性压迫和刺激。采用松解类手法与整复手法并重,以颈项部操作为主的原则。

(二)手法

一指禅推法、㨰法、拔伸法、推法、拿法、按揉法和整复手法等。

(三)取穴与部位

风池、颈夹脊、天柱、翳风、阿是穴等穴位和颈项部、枕后部及患处等部位。

(四)操作

(1)患者坐位,术者用轻柔的㨰法、按揉法、拿法、一指禅推法等手法在颈椎两侧的夹脊穴及肩部治疗,以放松紧张、痉挛的肌肉。

(2)整复手法。患者仰卧位,头置于治疗床外,便于手法操作。助手两手扳住患者两肩,术者一手托住后枕部,一手托住下颌部,使头处于仰伸位进行牵拉,助手配合做对抗性拔伸。在牵拉拔伸状态下,做头部缓慢轻柔的前后活动和试探性旋转活动。如出现弹响后颈椎活动改善,疼痛减轻,表示手法整复成功。

(3)复位后,患者取仰卧位,采用枕颌带牵引使头过伸,牵引重量控制在 2～3 kg,持续牵引,日牵引时间不少于 6 小时。3～4 周撤除牵引,用颈托固定。

四、注意事项

(1)严格掌握推拿治疗适应证,有重度锥体束体征者不宜手法复位。

(2)注意平时预防,纠正日常不良习惯姿势,戴颈围固定保护。

(3)少数伴炎症患者,可有发热,体温达 38～40 ℃,注意观察,必要时采取降温措施。

(4)注意用枕的合理性和科学性,注意颈项、肩部的保暖。

五、功能锻炼

寰枢关节半脱位功能锻炼宜在病情基本稳定后进行,根据生物力学原理,强化颈部肌肉的功能锻炼,增强颈部的肌肉力量,对提高颈椎稳定性,延缓或防止肌萎缩是很有必要的。锻炼方法如下。

(1)立位或坐位,用全力收缩两肩。重复 5～10 次。

(2)立位或坐位,两手扶前额,给予一定的阻力,用全力使颈部向前屈,坚持 6 秒钟。重复 3～5 次。

(3)立位或坐位,一手扶头侧部,给予一定的阻力,用全力使颈部向同侧侧倾,坚持3～6秒钟。左、右交替,重复3～5次。

(4)立位或坐位,两手扶后枕部,给予一定的阻力,用全力使头部往后倾,坚持3～6秒钟。重复3～5次。

第三节　胸椎小关节错缝

胸椎小关节错缝是指胸椎小关节的解剖位置改变,以至胸部脊柱功能失常所引起的一系列临床表现,属于脊柱小关节功能紊乱的范畴。本节主要讨论胸椎小关节滑膜嵌顿和因部分韧带、关节囊紧张引起的反射性肌肉痉挛,致使关节面交锁在不正常或扭转的位置上而引起的一系列病变。多发生在胸椎第3～7节段,女性发生率多于男性。以青壮年较常见,老人则很少发生。

一、病因病理

脊柱关节为三点承重负荷关节,即椎体及椎体两侧的上、下关节突组成的小关节,构成三点承重。小关节为关节囊关节,具有稳定脊椎,引导脊椎运动方向的功能。胸椎间关节面呈额状位,故胸部脊柱只能做侧屈运动而不能伸屈,一般不易发生小关节序列紊乱。但是,当突然的外力牵拉、扭转,使小关节不能承受所分担的拉应力和压应力时,则可引起胸椎小关节急性错缝病变。

因姿势不良或突然改变体位引起胸背部肌肉损伤或胸椎小关节错位,使关节滑膜嵌顿其间,破坏了脊柱力学平衡和运动的协调性,从而引起活动障碍和疼痛。同时,损伤及炎性反应可刺激感觉神经末梢而加剧疼痛,并反射性地引起肌肉痉挛,也可引起关节解剖位置的改变,发生交锁。日久可导致小关节粘连而影响其功能。典型胸椎小关节错缝在发病时可闻及胸椎后关节突然错缝时的"咯嗒"声响,错缝局部疼痛明显。

本病属中医"骨错缝"范畴。常因姿势不当,或不慎闪挫,以致骨缝错开,局部气血瘀滞,经脉受阻,发为肿痛。

二、诊断

(一)症状

(1)一般有牵拉、过度扭转外伤史。

（2）局部疼痛剧烈,甚则牵掣肩背作痛,俯仰转侧困难,常固定于某一体位,不能随意转动,疼痛随脊柱运动而加重,且感胸闷不舒、呼吸不畅、入夜翻身困难,重者可有心烦不安、食欲减退。

（3）部分患者可出现脊柱水平面有关脏腑反射性疼痛,如胆囊、胃区等疼痛。

（二）体征

1.棘突偏歪

脊柱病变节段可触及偏歪的棘突。表现为一侧偏突,而对侧空虚感。

2.压痛

脊柱病变节段小关节处有明显压痛,多数为一侧,少数为两侧。

3.肌痉挛

根据病变节段的不同,菱形肌、斜方肌可呈条索状痉挛,亦有明显压痛。

4.功能障碍

多数无明显障碍,少数可因疼痛导致前屈或转侧时活动幅度减小。

（三）辅助检查

胸椎小关节错缝属解剖位置上的细微变化,故 X 线摄片常不易显示。严重者可见脊柱侧弯、棘突偏歪等改变。

三、治疗

（一）治疗原则

舒筋通络,理筋整复。

（二）手法

㨰法、按法、揉法、弹拨法、擦法、拔伸牵引、扳法等。

（三）取穴与部位

局部压痛点、胸段华佗夹脊穴及膀胱经等部位。

（四）操作

（1）患者取俯卧位,术者立于其一侧,以㨰法、按法、揉法在胸背部交替操作,时间 5～8 分钟。

（2）继上势,沿脊柱两侧竖脊肌用按揉法、弹拨法操作,以松解肌痉挛,时间 3～5 分钟。暴露背部皮肤,涂上介质,沿两侧膀胱经行侧擦法,以透热为度。

（3）俯卧扳压法。患者俯卧,术者站立在患侧,一手向上扳动患侧肩部,另一手掌抵压患处棘突,两手同时相对用力扳压。操作时可闻及弹响。

(4)患者取坐位,术者立于其身后,采用胸椎对抗复位扳法,或采用抱颈提升法操作,以整复关节错缝。

四、注意事项

(1)整复关节错缝手法宜轻、快、稳、准,勿以关节有无声响为标准。当一种复位法未能整复时可改用其他复位法。

(2)治疗期间应卧硬板床。

(3)适当休息,避免劳累,慎防风寒侵袭。

第四节　腰椎退行性脊柱炎

腰椎退行性脊柱炎是指以腰脊柱椎体边缘唇样增生和小关节的肥大性改变为主要病理变化的一种椎骨关节炎,故又称"增生性脊柱炎""肥大性脊柱炎""脊椎骨关节炎""老年性脊柱炎"等。本病起病缓慢,病程较长,症状迁延,多见于中老年人,男性多于女性。体态肥胖、体力劳动者及运动员等发病则偏早。其临床特征主要表现为慢性腰腿疼痛。

一、病因病理

本病分为原发性和继发性两种。原发性为老年生理性退变,人到中年后,随着年龄的增长人体各组织器官逐渐衰退,骨质开始出现退行性改变。这种改变主要表现在机体各组织细胞所含水分和胶质减少,而游离钙质增加,其生理功能也随之衰退,腰椎椎体边缘形成不同程度的骨赘,椎间盘发生变性,椎间隙变窄,椎间孔缩小,椎周组织反应性变化刺激或压迫周围神经,而引起腰腿疼痛。继发性常由于各种损伤、慢性炎症、新陈代谢障碍,或内分泌紊乱等因素,影响到骨关节软骨板的血液循环和营养供给,从而导致软骨的炎性改变和软骨下骨反应性骨质增生,而引起腰腿痛。

本病的主要病理机制为关节软骨的变性、椎间盘的退行性改变。人体在中年以后,椎体关节周围的软骨弹性降低,其边缘、关节囊、韧带等附着处,逐渐形成保护性的骨质增生。椎间盘退变表现为髓核内的纤维组织增多,髓核逐渐变性,椎间盘萎缩,椎间隙变窄,椎间孔变小,又加速了髓核和纤维环的变性。椎间盘退变使脊柱失去椎间盘的缓冲,椎体前、后缘应力增加,所受压力明显增大,椎体两端不断受到震荡、冲击和磨损,引起骨质增生。椎体受压和磨损的时间越长,骨质增生形成的机会越多。此外,在椎间盘变性的同时,也会发生老年性的骨质疏松现象,削弱了椎体对压力的承重负荷能力。

本病属中医"骨痹""骨萎证"范畴。中医认为本病与年龄及气血盛衰、筋骨强弱有关。人过中年,内因肝肾亏虚,骨失充盈,筋失滋养;外因风寒湿邪客于脊隙筋节,或因积劳成伤,气血凝滞,节窍粘结,筋肌拘挛,脊僵筋弛而作痛,每遇劳累即发,病程缠绵。

二、诊断

(一)症状

(1)发病缓慢,45岁以后逐渐出现腰痛,缠绵持续,60岁以后腰痛反而逐渐减轻。

(2)一般腰痛并不剧烈,仅感腰部酸痛不适,活动不太灵活,或有束缚感。晨起或久坐起立时腰痛明显,而稍事活动后疼痛减轻,过度疲劳、阴雨天气或受风寒后症状又会加重。

(3)腰痛有时可牵涉至臀部及大腿外侧部。

(二)体征

(1)腰椎弧度改变,生理前凸减小或消失,明显者可见圆背。

(2)两侧腰肌紧张、局限性压痛,有时腰椎棘突有叩击痛。臀上皮神经和股外侧皮神经分布区按之酸痛。

(3)急性发作时腰部压痛明显,肌肉痉挛,脊柱运动受限。

(4)直腿抬高试验、后伸试验可呈阳性。

(三)辅助检查

X线片检查可显示腰椎体边缘骨质增生、唇样改变或骨桥形成。椎间隙变窄或不规则,关节突模糊不清,可伴有老年性骨萎缩。

三、治疗

(一)治疗原则

行气活血,舒筋通络。

(二)手法

揉法、按法、揉法、点法、弹拨法、扳法、摇法、擦法等。

(三)取穴和部位

命门、阳关、气海俞、大肠俞、关元俞、夹脊、委中等穴及腰骶部。

(四)操作

(1)患者取俯卧位。术者用㨰法、按揉法在腰部病变处、腰椎两侧膀胱经及腰骶部往返操作,可同时配合下肢后抬腿活动,手法宜深沉。时间5～8分钟。

(2)继上势,用拇指按命门、阳关、气海俞、大肠俞、关元俞等穴,叠指按揉或掌根按脊椎两旁夹脊穴。时间5～8分钟。

(3)有下肢牵涉痛者,继上势,在臀部沿股后肌群至小腿后侧,大腿外侧至小腿外侧用㨰法、按揉法、捏法、拿法操作,并按揉、点压委中、承山、阳陵泉等穴位。时间5～8分钟。

(4)继上势,在腰部边用㨰法,边做腰部后伸扳法操作;然后改为侧卧位,做腰部斜扳法,左右各1次,以调整脊柱后关节。

(5)患者俯卧位,沿督脉腰段及脊柱两侧夹脊穴用掌擦法,腰骶部用横擦法治疗,以透热为度。然后患者仰卧位,做屈髋屈膝抖腰法,结束治疗。

四、注意事项

(1)对骨质增生明显或有骨桥形成者,老年骨质疏松者,伴有椎体滑移者,不宜用扳法。

(2)有腰椎生理弧度变直或消失者,可采用仰卧位腰部垫枕;对腰椎生理弧度增大者,可采用仰卧位臀部垫枕,以矫正或改善其生理弧度。

(3)注意腰部保暖,慎防受风寒湿邪侵袭。进行适当的功能锻炼。

第五节　急性腰扭伤

急性腰扭伤是指劳动或运动时腰部肌肉、筋膜、韧带、椎间小关节、腰骶关节的急性损伤,多为突然承受超负荷牵拉或扭转等间接外力所致。俗称"闪腰""岔气"。急性腰扭伤是临床常见病、多发病。多见于青壮年和体力劳动者及平素缺少体力劳动锻炼的人,或运动时用力不当,亦易发生损伤。男性多于女性。急性腰扭伤若处理不当,或治疗不及时,可造成慢性劳损。

一、病因病理

急性腰扭伤的发生常与劳动强度、动作失误、疲劳,甚至气候、季节有关。大部分患者能清楚讲述受伤时的体态,指出疼痛部位。下列因素易造成腰部损伤:腰部用力姿势不当,如在膝部伸直弯腰提取重物时,重心距离躯干中轴较远,因杠杆作用,增加了肌肉的承受力,容易引起腰部肌肉的急性扭伤;行走失足,行走不平坦的道路或下楼梯时不慎滑倒,腰部前屈,下肢处于伸直位时,亦易造成腰肌筋膜的扭伤或撕裂;动作失调,两人搬抬重物,动作失于协调,身体失去平衡,重心突然偏移,或失去控制,致使腰部在肌肉无准备情况下,骤然强力收缩,引起急性腰扭伤;对客观估计不足,思想准备不够,如倒水、弯腰、猛起,甚至打喷嚏等无防备的情况下,也可发生"闪腰岔气"等。

腰部肌肉、筋膜、韧带和关节的急性损伤可单独发生,亦常合并损伤,但不同组织的损伤其临床表现又不完全相同。急性腰扭伤临床常见于急性腰肌筋膜损伤、急性腰部韧带损伤和急性腰椎小关节紊乱等。

本病属中医"筋节伤""节错证"范畴,腰脊为督脉和足太阳经脉所过,经筋所循,络结汇聚,脏腑之维系,运动之枢纽。凡跌仆、闪挫、扭旋撞击,伤及腰脊,筋络受损,或筋节劳损,气滞血淤,筋拘节错,致使疼痛剧烈,行动牵掣。

二、诊断

(一)急性腰肌筋膜损伤

急性腰肌筋膜损伤是一种较常见的腰部外伤,多因弯腰提取重物用力过猛,或弯腰转身突然闪扭时腰部肌肉强烈的收缩,使腰部肌肉和筋膜受到过度牵拉、扭捩损伤,严重者甚至撕裂。本病属于中医伤科跌仆闪挫病证。其损伤因受力大小不同,组织损伤程度亦不一样,筋膜损伤,累及血脉,造成局部瘀血凝滞,气机不通,产生瘀血肿胀、疼痛、活动受限等表现。临床以骶棘肌骶骨起点部骨膜撕裂,或筋膜等组织附着点撕裂多见。

1.症状

有明显损伤史,患者常感到腰部有一响声或有组织"撕裂"感;疼痛。伤后即感腰部一侧或两侧疼痛,疼痛多位于腰骶部,可影响到一侧或两侧臀部及大腿后部。轻伤者,损伤当时尚能坚持继续劳动,数小时后或次日症状加重;重伤者,损伤当时即不能站立,腰部用力、咳嗽、喷嚏时疼痛加剧,活动受限。患者不能直腰、俯仰、转身,动则疼痛加剧。患者为减轻腰部疼痛,常用两手扶住并固定腰部。

2.体征

肌痉挛:肌肉、筋膜和韧带撕裂可引起疼痛,引起肌肉的保护性痉挛,腰椎生理前凸减小;不对称性的肌痉挛引起脊柱生理性侧弯等改变。压痛:损伤部位有明显的局限性压痛点,常见于腰骶关节、第 3 腰椎横突尖和髂嵴后部,可伴有臀部及大腿后部牵涉痛。功能障碍:患者诸方向的活动功能均明显受限。直腿抬高、骨盆旋转试验可呈阳性。

3.辅助检查

X 线检查一般无明显异常,可排除骨折、骨质增生、椎间盘退变等。

(二)急性腰部韧带损伤

1.症状

有明显外伤史,伤后腰骶部有撕裂感、剧痛,弯腰时疼痛加重疼痛可放散到臀部或大腿外侧。

2.体征

(1)肿胀:局部可见肿胀,出血明显者有瘀肿。

(2)肌肉痉挛:以损伤韧带两侧的骶棘肌最为明显。

(3)压痛:伤处压痛明显,棘上韧带损伤压痛表浅,常跨越两个棘突及以上;棘突间损伤压痛较深,常局限于两个棘突之间;髂腰韧带损伤压痛点常位于该韧带的起点处,深压痛;单个棘突上浅压痛常为棘突骨膜炎。有棘上、棘间韧带断裂者,触诊可见棘突间的距离加宽。

(4)活动受限:尤以腰部前屈、后伸运动时最为明显。

(5)普鲁卡因局封后疼痛减轻或消失,也可作为损伤的诊断性治疗方法之一。

3.辅助检查

严重损伤者应做 X 线摄片检查,以排除骨折的可能性。

(三)急性腰椎后关节滑膜嵌顿

1.症状

有急性腰部扭闪外伤史,或慢性劳损急性发作;腰部剧痛,精神紧张,不能直立或行走,惧怕任何活动;腰部不敢活动,稍一活动疼痛加剧。

2.体征

(1)体位:呈僵直屈曲的被动体位,腰部正常生理弧度改变,站、坐和过伸活动时疼痛加剧。

(2)肌痉挛:两侧骶棘肌明显痉挛,重者可引起两侧臀部肌肉痉挛。

(3)压痛:滑膜嵌顿的后关节和相应椎间隙有明显压痛,一般无放射痛。棘突无明显偏歪。

(4)功能障碍:腰部紧张、僵硬,各方向活动均受限,尤以后伸活动障碍最为明显。

3.辅助检查

X线检查可见脊柱侧弯和后凸,两侧后关节不对称,椎间隙左右宽窄不等。可排除骨折及其他骨质病变。

三、治疗

(一)治疗原则

舒筋活血,散瘀止痛,理筋整复。

(二)手法

一指禅推法、㨰法、按法、揉法、弹拨法、擦法、抖腰法、腰部斜扳法。

(三)取穴与部位

阿是穴、肾俞、大肠俞、命门、三焦俞、秩边、委中等穴位,腰骶部及督脉腰段。

(四)操作

1.急性腰肌筋膜损伤

(1)患者取俯卧位。用一指禅推法和㨰法在腰脊柱两侧往返操作3~4遍,以放松腰部肌肉。然后在伤侧顺竖脊肌纤维方向用㨰法操作,配合腰部后伸被动活动,幅度由小到大,手法由轻到重。时间5~8分钟。

(2)继上势,用一指禅推法、按揉法在压痛点周围治疗,逐渐移至疼痛处做重点治疗。时间为5分钟左右。

(3)继上势,按揉肾俞、大肠俞、命门、秩边、环跳、委中、阿是穴等穴位,以酸胀为度,在压痛点部位做弹拨法治疗,弹拨时手法宜柔和深沉。时间为5分钟左右。

(4)继上势,在损伤侧沿竖脊肌纤维方向用直擦法,以透热为度。患者侧卧位,患侧在上做腰部斜扳法。

2.急性腰部韧带损伤

主要是指棘上韧带、棘间韧带和髂腰韧带在外力作用下导致的撕裂损伤,使韧带弹性和柔韧性降低或松弛。是引起腰背痛的常见原因之一。以腰骶部最为多见。

正常情况下,腰部韧带皆由骶棘肌的保护而免受损伤。当腰椎前屈90°旋转腰部时,棘上韧带和棘间韧带所承受的牵拉力最大,此时突然过度受力,如搬运重物,或用力不当等,超越了韧带的负荷能力,则出现棘上韧带、棘间韧带或髂腰韧带的损伤。此外,腰脊柱的直接撞击也可引起韧带损伤。轻者韧带撕裂,重者韧带部分断裂或完全断裂。可因局部出血、肿胀、炎性物质渗出,刺激末梢神经而产生疼痛。临床上以 $L_5 \sim S_1$ 间韧带损伤最为多见,其次为髂腰韧带、$L_4 \sim L_5$ 间韧带损伤。

(1)患者取俯卧位:用按揉法和擦法在腰脊柱两侧往返操作3～4遍,然后在伤侧顺竖脊肌纤维方向用㨰法操作,以放松腰部肌肉。时间 3～5 分钟。

(2)继上势,用一指禅推法、按揉法在韧带损伤节段脊柱正中线上下往返治疗,结合指摩、指揉法操作。时间 5～8 分钟。

(3)继上势,点按压痛点,可配合弹拨法操作,对棘上韧带剥离者,用理筋手法予以理筋整复。时间3～5分钟。

(4)继上势,在损伤节段的督脉腰段用直擦法,以透热为度。对髂腰韧带损伤者,加用侧卧位,做患侧在上的腰部斜扳法。

3.急性腰椎后关节滑膜嵌顿

亦称腰椎后关节紊乱症或腰椎间小关节综合征。是指腰部在运动过程中,由于动作失误或过猛,后关节滑膜被嵌顿于腰椎后关节之间所引起的腰部剧烈疼痛。本病为急性腰扭伤中症状最重的一种类型。以 $L_4 \sim L_5$ 后关节最为多见,其次为 $L_5 \sim S_1$ 和 $L_3 \sim L_4$ 后关节。其发病以青壮年为多,男性多于女性。

腰椎后关节为上位椎骨的下关节突及下位椎骨的上关节突所构成。每个关节突是互成直角的两个面,一是冠状位,一是矢状位,所以侧弯和前后屈伸运动的范围较大。腰骶关节,则为小关节面介于冠状和矢状之间的斜位,由直立面渐变为近似水平面,上下关节囊较宽松,其屈伸和旋转等活动范围较大。当腰椎前屈时,其后关节后缘间隙张开,使关节内产生负压,滑膜被吸入关节间隙,此时如突然起立或旋转,滑膜来不及退出而被嵌顿在关节间隙,形成腰椎后关节滑膜嵌顿。由于滑膜含有丰富的感觉神经末梢,受嵌压后即刻引起剧痛,并引起反射性肌痉挛,使症状加重。

(1)患者取俯卧位:用按揉法和擦法在患者腰骶部治疗。时间5～8分钟。

(2)继上势,根据滑膜嵌顿相应节段,在压痛明显处用按揉法操作,手法先轻柔后逐渐深沉加重,以患者能忍受为限。时间 3～5 分钟。

(3)继上势,术者双手握住其踝部,腰部左右推晃 10～20 次,幅度由小至大,然后抖腰法操作3～5次,以松动后关节,有利于嵌顿的滑膜自行解脱。

(4)解除嵌顿:在上述治疗的基础上,可选用斜扳法调整复位,具体操作如下。患者侧卧位,伸下腿屈上腿,对滑膜嵌顿位于上腰段的,按压臀部用力宜大;对滑膜嵌顿位于下腰段的,推扳肩部用力宜大;对滑膜嵌顿位于中腰段的,按压臀部和推扳肩部两手用力应相等。左右各扳 1 次,不要强求"咯嗒"声响。

(5)沿督脉腰段用直擦法,以透热为度。

四、注意事项

(1)患者应睡硬板床,避免腰部过度活动,以利于损伤的恢复。

(2)注意腰部保暖,必要时可用腰围加以保护。

(3)缓解期应加强腰背肌功能锻炼,有助于巩固疗效

五、功能锻炼

(一)屈膝收腹

双膝关节屈曲,收腹,双手交叉置于胸前,后背部用力压床,坚持 10 秒钟,重复 6~8 次。

(二)屈伸髋膝

双髋、双膝关节屈曲,双手抱膝,抬头,往上方前倾,坚持 5 秒钟,重复 6~8 次。

(三)俯卧撑

双手撑地,一侧膝关节贴于胸前,另一侧下肢绷直,脚尖着地,腰部慢慢下沉,坚持 5 秒钟。左右交替,重复 6~8 次。

(四)抱膝蹲立

患者立姿,双脚与肩同宽,上体前屈,慢慢下蹲,两手抱膝,坚持 5 秒钟。动作重复 6~8 次。

六、疗效评定

(一)治愈

腰部疼痛消失,脊柱活动正常。

(二)好转

腰部疼痛减轻,脊柱活动基本正常。

(三)未愈

症状无改善。

第六节　慢性腰肌劳损

慢性腰肌劳损系指腰部肌肉、筋膜、韧带等组织的慢性疲劳性损伤，又称慢性腰部劳损、腰背肌筋膜炎等。本病好发于体力劳动者和长期静坐缺乏运动的文职人员。

一、病因病理

引起慢性腰肌劳损的主要原因是长期从事腰部负重、弯腰工作，或长期维持某一姿势操作等，引起腰背肌肉筋膜劳损；或腰部肌肉急性扭伤之后，没有得到及时有效的治疗，或治疗不彻底，或反复损伤，迁延而成为慢性腰痛；或腰椎有先天性畸形和解剖结构缺陷，如腰椎骶化、先天性隐性裂、腰椎滑移等，引起腰脊柱平衡失调，腰肌功能下降，造成腰部肌肉筋膜的劳损。其病理表现为肌筋膜渗出性炎症、水肿、粘连、纤维变性等改变，刺激脊神经后支而产生持续性腰痛。

中医认为，平素体虚，肾气亏虚，劳累过度，或外感风、寒、湿邪，凝滞肌肉筋脉，以致气血不和，肌肉筋膜拘挛，经络阻滞而致慢性腰痛。

二、诊断

(一)症状

(1)有长期腰背部酸痛或胀痛史，时轻时重，反复发作。

(2)天气变化、劳累后腰痛加重，经休息或适当活动、改变体位后可减轻。

(3)腰部怕冷喜暖，常喜欢用双手捶腰或做叉腰后伸动作，以减轻疼痛。

(4)少数患者有臀部及大腿后外侧酸胀痛，一般不过膝。

(二)体征

(1)脊柱外观正常，腰部活动一般无明显影响。急性发作时可有腰部活动受限、脊柱侧弯等改变。

(2)腰背肌轻度紧张，压痛广泛，常在一侧或两侧骶棘肌、髂嵴后部、骶骨背面及横突处有压痛。

(3)神经系统检查多无异常。直腿抬高试验多接近正常。

(三)辅助检查

X线检查一般无明显异常。部分患者可见脊柱生理弧度改变、腰椎滑移、骨质增生等;有先天畸形或解剖结构缺陷者,可见第 5 腰椎骶化、第 1 骶椎腰化、隐性脊柱裂等。

三、治疗

(一)治疗原则

舒筋通络,活血止痛。

(二)手法

㨰法、推法、按法、揉法、点法、弹拨法、擦法等。

(三)取穴与部位

肾俞、命门、大肠俞、关元俞、秩边、环跳、委中、阿是穴,腰背部和腰骶部。

(四)操作

(1)患者取俯卧位,术者用㨰法或双手掌推、按、揉腰脊柱两侧的竖脊肌。时间约 5 分钟。

(2)继上势,用拇指点按或按揉、弹拨竖脊肌数遍。再用拇指端重点推、按、拨揉压痛点。时间约5 分钟。

(3)继上势,用双手指指端或指腹按、揉、振肾俞、命门、大肠俞、关元俞、秩边、环跳、委中等穴,每穴各半分钟。

(4)继上势,沿督脉腰段及两侧膀胱经用直擦法,腰骶部用横擦法,以透热为度。

四、注意事项

(1)保持良好的姿势,注意纠正习惯性不良姿势,维持腰椎正常的生理弧度。

(2)注意腰部保暖,防止风寒湿邪侵袭。

(3)注意劳逸结合,对平素体虚、肾气亏虚者配合补益肝肾的中药治疗。

五、功能锻炼

(一)腰部前屈后伸运动

两足分开与肩同宽站立,两手叉腰,做腰部前屈、后伸各 8 次。

(二)腰部回旋运动

姿势同前。做腰部顺时针、逆时针方向旋转各 8 次。

(三)"拱桥式"运动

仰卧床上,双腿屈曲,以双足、双肘和后头部为支点(五点支撑)用力将臀部抬高,呈"拱桥状"8次。

(四)"飞燕式"运动

俯卧床上,双臂放于身体两侧,双腿伸直,然后将头、上肢和下肢用力向上抬起,呈"飞燕式"8次。

六、疗效评定

(一)治愈

腰痛症状消失,腰部活动自如。

(二)好转

腰痛减轻,腰部活动功能基本恢复。

(三)未愈

症状未改善。

第四章

儿科常见病的推拿治疗

第一节 小 儿 感 冒

一、概述

感冒俗称"伤风",是小儿时期常见的外感性疾病之一,主要由于感受外邪所致,临床以发热、头痛、咳嗽、流涕、喷嚏为特征。感冒分两种,一种是四时感冒,一种是时行感冒。前者病邪轻浅,不造成流行;后者为感受时邪病毒而致,病邪较深重,具有传染流行的特点。本病发病率占儿科疾病的首位,婴幼儿发病率更高,一年四季均可发病,以冬春季多见,在季节变换、气候骤变的情况下更易发病。

感冒轻重不同,四时感冒病情轻,兼夹证少;时行感冒病情多重,发热较高,有传染性,多有兼夹证。多数患儿于1周左右恢复。本病一般预后较好。但婴幼儿、体弱年长儿感邪之后易出现夹痰、夹滞、夹惊等兼证。

二、小儿推拿治疗

(一)风寒感冒

症状:发热轻,恶寒重,无汗、头痛、鼻塞、流涕、打喷嚏、咳嗽、喉痒、口不渴、咽不红,舌苔薄白,面青黄带滞色。

症状分析:外感风寒,客于腠理,邪正交争于卫表,则发热恶寒;肌表被束,故无汗面滞;头为诸阳之会,风寒之邪遏于外,不得发越,故头痛;鼻为肺窍,是呼吸的通道,感邪之后,肺气失宣,外窍不利,故见喉痒咳嗽、打喷嚏、流清涕、口不渴、咽不红;舌苔薄白,面带滞色,均为风寒之象。

治则:疏风解表,清热散寒(侧重辛温解表)。

处方:揉小天心3分钟,揉乙窝风4分钟,补肾5分钟,清板门5分钟,分阴阳2分钟,清肺经3分钟,清天河水1分钟。配以揉小横纹3分钟,清大肠3分钟。

症状加减:头痛,加掐揉膊阳池;或用四大手法;或用掐攒竹、鱼腰、丝竹空,揉太阳太阴,而止头痛。鼻塞,加黄蜂入洞。恶心、呕吐,加推天柱骨。腹泻,加清大肠、清补脾。咳嗽重者,多用清肺、逆运内八卦、揉小横纹。痰多,加揉丰隆、合阴阳。

(二)风热感冒

症状:发热重,有汗或少汗、恶风、头痛、鼻塞、流脓涕、打喷嚏、痰稠色白或黄,咳嗽,咽红肿痛,口干而渴,舌质红、苔黄,面带滞色。

症状分析:风热感冒,邪在卫表,寒从热化,故发热重、畏寒较轻、微有汗出;邪上扰于头,故见头痛;风热之邪客于肺卫,肺开窍于鼻,鼻通于肺,故见鼻塞、流涕、打喷嚏;肺气不宣,则咳嗽;肺有郁热,则痰稠黄;咽喉为肺胃之门户,风热上乘咽喉,故见咽喉红肿疼痛;口干而渴,舌质红、苔黄,面带滞色,为热象。

治则:清热解表,宣肺止咳(辛凉解表)。

处方:大清天河水3分钟,退六腑2分钟,揉小天心3分钟,揉乙窝风3分钟,补肾水5分钟,清板门5分钟,分阴阳2分钟(阴重)。配以揉小横纹3分钟,平肝肺2分钟,逆运内八卦3分钟,清四横纹2分钟,清补脾3分钟。

症状加减:鼻塞,加黄蜂入洞;咳重,平肝肺、逆运内八卦、揉小横纹、清四横纹多用;痰多,合阴阳、揉丰隆;热退后食欲缺乏,多用运脾法;夹惊厥,多用镇静术组;咽红肿痛、头痛身重,可用消毒三棱针在耳尖(双)、大椎、少商穴(双)局部消毒后点刺出血。

(三)暑邪感冒

症状:高热无汗,头痛,身重困倦,胸闷恶心,食欲缺乏,呕吐或腹泻,鼻塞流涕,咳嗽不剧,舌苔薄白或白腻,舌质红,多见于夏秋季。

症状分析:夏季暑盛,风邪夹暑湿之邪致卫表失宣,见高热无汗、头痛、身重困倦;湿困中焦,脾胃失于和降,故食欲缺乏或呕吐腹泻;风邪客肺,肺失宣肃,则鼻塞流涕,咳嗽;舌苔薄白或腻,舌质红,为暑热夹湿之证。

治则:清暑解表。

处方:掐揉曲池5~7次,掐揉合谷3次,揉小天心3分钟,揉乙窝风3分钟,清板门 5 分钟,清肺 3 分钟,清大肠 3 分钟,退六腑 1 分钟,大清天河水(或水底捞明月)2 分钟。

症状加减:痰多,加清补脾、逆运内八卦、合阴阳、掐揉丰隆;有恶心呕吐、食欲缺乏、肚腹胀满,加推天柱骨、清补脾、逆运内八卦、清四横纹、分腹阴阳、点中脘、点天枢、摩腹。

(四)体虚感冒

禀赋不足,后天失养或大病后正气未复之体质虚弱儿,大都抵抗力薄弱,卫外不固,易患感冒。临床较常见气虚感冒和阴虚感冒。治疗虚性感冒,手法要轻,速度要慢,时间要长。

1.气虚感冒

症状:恶寒发热,鼻塞头痛,咳嗽痰白,倦怠无力,气短懒言,舌淡苔白。

症状分析:既有风寒感冒的症状,又有气虚的表现,病程较长,并易反复发作。

治则:益气固表。

处方:补脾 5 分钟,推上三关 2 分钟,补肾 5 分钟,揉二马 3 分钟,揉小天心 3 分钟,揉乙窝风 3 分钟,分阴阳 2 分钟,清天河水 2 分钟。配以清板门 3 分钟,逆运内八卦 3 分钟,清四横纹 2 分钟,清肺 2 分钟,揉肾纹 1 分钟,揉肾顶 1 分钟。

2.阴虚感冒

症状:头痛身热,微恶风寒,微汗或无汗,心烦少寐,口渴咽干,手足心热,干咳少痰,舌红苔少。

症状分析:有感冒的证候,又有阴虚内热的临床表现。

治则:滋阴解表。

处方:补肾 5 分钟,揉二马 3 分钟,清板门 5 分钟,揉小天心 3 分钟,揉乙窝风 3 分钟,分阴阳 2 分钟,清肺 2 分钟,逆运内八卦 3 分钟,清四横纹 2 分钟,揉小横纹 1 分钟,清天河水 1 分钟,补脾 3 分钟,推上三关 2 分钟。

(五)时行感冒

病势急,且流行传染,病情转变快,不易推拿治疗,应速转医院救治。

(六)感冒夹证

1.夹痰

偏风寒:辛温解表,宣肺化痰(感冒穴加清肺、揉小横纹、逆运内八卦、清四横纹)。

偏风热:辛凉解表,清肺化痰(感冒穴加清补脾、清肺、逆运内八卦、揉小横纹、掐合谷、揉丰隆等)。

2.夹滞

症状:脘腹胀满,不思饮食,呕吐酸腐,口气秽臭,大便酸臭或腹痛、腹泻或大便秘结,小便短赤,舌苔薄白。

治则:解表穴加消食导滞(感冒穴加清板门、分阴阳、逆运内八卦、清四横纹、分腹阴阳、点中脘、点天枢、摩腹)。

3.夹惊

症状:夜卧不安,时时抽动,啼叫甚至有惊厥,舌红。

治则:醒神开窍(掐人中、十宣、合谷、老龙等);醒神后镇惊,解表清热。

处方:揉小天心3分钟,分阴阳2分钟,补肾5分钟,揉二马3分钟,平肝3分钟,大清天河水2分钟,加感冒穴。

第二节 小儿咳嗽

一、概述

咳嗽是小儿肺系疾病常见证候之一。咳嗽一证,一年四季均可发病,尤以冬春多。3岁以下尤为多见,气候冷热变化可直接影响肺气的宣降,小儿脏腑未充,卫外不固,更易发生肺气的宣降不利,表现为咳嗽。其他脏腑病变也能影响肺的正常功能。小儿咳嗽不论什么原因所致,皆与肺有密切关系。一般有外感咳嗽、内伤咳嗽。临床外感咳嗽多于内伤咳嗽,其他还与体质有关。

二、小儿推拿治疗

(一)外感咳嗽

1.风寒咳嗽

症状:初起咳嗽一般频作,喉痒声重,痰白稀薄,鼻塞流涕,恶寒无汗,发热头痛,全身酸痛,舌苔薄白,面青微黄,带滞色。

症状分析:风寒犯肺,肺气不宣,故鼻塞流清涕,咳一般频繁;风寒外束,腠理闭塞,故发热怕冷,无汗头痛;风邪内郁于肺,肺主声,故喉痒,咳而声重;寒伤皮毛,外束肌腠,故全身酸痛。痰白稀薄,亦为风寒闭肺,水液输化无权,留滞肺络,凝而为痰之象。舌苔薄白,均主邪在表分。

治则:宣肺散寒。

处方:揉小天心3分钟,揉乙窝风4分钟,补肾5分钟,清板门5分钟,分阴阳2分钟,清肺3分钟,揉小横纹2分钟,逆运内八卦3分钟,清四横纹2分钟,清补脾3分钟,清天河水2分钟。

症状加减:无汗头痛,加四大手法或按揉膊阳池、拿风池;喉痛重,加掐少商、合谷,捏挤大椎。

2.风热咳嗽

症状:咳嗽不爽,痰黄黏稠,不易咳出,口渴咽干,鼻流脓涕,发热头痛,恶风,微出汗,面赤带滞色,鼻色青黯,鼻唇沟青,舌质红苔薄黄。

症状分析:风热犯肺,肺失清肃,气道不宣,故咳嗽不爽、鼻流脓涕;肺主皮毛,风热之邪客肺,皮毛疏泄,故发热头痛、恶风而微汗自出;风热之邪灼津炼液成痰,故痰黄黏稠,不易咳出;咽为肺之通道,肺热伤津,故口渴咽干;面赤带滞色,舌质红,舌苔黄薄,为风热之邪在肺卫之象。

治则:疏风清热,肃肺。

处方:清板门5分钟,退六腑3分钟,揉小天心3分钟,揉乙窝风3分钟,补肾5分钟,揉二马3分钟,分阴阳3分钟,清肺3分钟,清补脾5分钟,逆运内八卦3分钟,揉小横纹2分钟,清大肠2分钟,清天河水2分钟,揉膊阳池5~6次,掐揉合谷、少商各6~7次。

(二)内伤咳嗽

1.痰热咳嗽

症状:咳嗽痰多,黏稠难咯,发热面赤,目赤唇红,口苦作渴,烦躁不宁,甚者鼻衄,小便短赤,大便干燥,舌质红、苔黄,鼻色青黯。

症状分析:肝热心火素蕴,炼液成痰,逆乘于肺,或外感之邪化火入里,灼津成痰,痰随气逆,故咳嗽痰多,黏稠难咯;气火上升,肺气不宣,故发热面红目赤;心火亢盛,血热妄行,故口渴烦躁,鼻衄频作;肝气不降,则便干;火热内盛,则溲赤;舌红苔黄,为痰热内盛之象。

治则:平肝清肺化痰。

处方:揉小天心3分钟,补肾5分钟,平肝肺5分钟,清补脾3分钟,分阴阳2分钟,逆运内八卦3分钟,开璇玑2分钟,大清天河水2分钟,退六腑2分钟,揉总筋3分钟,掐中冲3~5次,揉丰隆2分钟,合阴阳2分钟,按弦走搓摩2分钟。

鼻衄时,绳扎端正穴后,平卧休息 15 分钟(不能扎太紧,以免阻碍血液循环)。

2.痰湿咳嗽

症状:咳嗽痰壅,色白而稀,胸闷纳呆,神乏困倦,舌质淡红,苔白腻。面黄稍青,鼻色黯青,鼻唇沟青。

症状分析:痰湿从脾胃滋生,上渍于肺,故咳嗽痰壅,色白而稀;痰湿内停,气失宣展,故胸闷神乏困倦;脾失健运,食欲缺乏,故纳食呆滞;苔白腻,为痰湿内停之证。

治则:化痰燥湿、利湿。

处方:清补脾 10 分钟,逆运内八卦 3 分钟,清四横纹 2 分钟,清板门 5 分钟,补肾 5 分钟,揉小天心 2 分钟,揉小横纹 3 分钟,平肝肺 3 分钟,清大肠 3 分钟,清天河水 2 分钟。配以按弦走搓摩 2 分钟,揉丰隆 2 分钟,合阴阳 2 分钟,掐肾经一节 5～8 次。

3.阴虚咳嗽

症状:干咳无痰或痰少而黏,不易咯出,口渴咽干,喉痒声嘶,手足心热或咳痰带血,午后潮热,舌红少苔,面青少华,鼻青黯无泽。

症状分析:温热时久,津液耗伤,则阴虚生燥,故干咳无痰,喉痒声嘶;阴虚生内热,故午后潮热,手足心热;热则迫血妄行,故咳嗽带血;肺阴更伤,则口渴咽干;舌红,面青无华,鼻色黯青为胸中有饮,为阴虚之象。

治则:滋阴润燥,润肺止咳。

处方:补肾 10 分钟,揉二马 5 分钟,清板门 3 分钟,揉小天心 3 分钟,清肺 2 分钟,揉小横纹 3 分钟,逆运内八卦 3 分钟,清补脾 5 分钟,掐揉足三里 2 分钟,清四横纹 2 分钟,清天河水 2 分钟。

4.肺虚久咳

症状:咳而无力,痰白清稀,面色㿠白,气短懒语,语声低微,喜温畏寒,体虚多汗,舌质淡嫩。

症状分析:肺为气之主,肺虚则气无所主,故咳而无力,气短懒语,语声低微;肺气虚弱,卫外不固,故喜温畏寒多汗,面色㿠白;肺虚及脾,则水湿不能运化,故痰白清稀;舌淡嫩,属肺脾虚象。

治则:健脾补肺益气。

处方:补脾 10 分钟,补肺 3 分钟(只用 2～3 天),揉足三里 2 分钟,推上三关 1 分钟,补肾 5 分钟,揉二马 3 分钟,揉外劳 3 分钟,揉肾顶 3 分钟。配以逆运内八卦 3 分钟,清四横纹 2 分钟,清天河水 2 分钟。

第三节 小 儿 惊 风

一、概述

惊风是指小儿时期常见的一种以抽搐、伴神昏为特征的证候,又称"惊厥",俗称"抽风";临床以全身或局部肌肉抽搐为主要表现,常伴有神志不清,是小儿常见症。一年四季均可发生,一般以1～5岁的小儿多见,年龄越小,发病率越高,且病情亦重,变化亦快,常威胁生命,故被列为中医儿科四大症之一。

惊风的症状,临床常有八候之说,即搐、搦、颤、掣、反、引、窜、视。八候的出现表示惊风在发作,但惊风发作之时,不一定八候都有。发作时急、慢强度不同,由于发病有急有缓,症状表现有虚、实、寒、热之不同,故可分为急惊风和慢惊风两类。凡病急暴,属阳属实者,统称急惊风;久病中虚,属阴属虚者,统称慢惊风。慢惊风中若出现纯阴无阳的危重证候,可称慢脾风。

二、小儿推拿治疗

(一)外感惊风

1.感受风邪(风热)

症状:多见于冬春季节,起病急,面色青带滞色,乍青乍赤,症见发热、头痛、咳嗽、流涕、咽红、烦躁、神昏、惊厥,舌苔薄黄。

症状分析:风热之邪郁于肌表,故发热;风邪上扰,则头痛;风邪侵肺,则咳嗽、流涕;风热上熏咽喉,则咽红;热甚风动,故烦躁、神昏、惊厥,舌苔薄黄。

治则:疏风清热,息风镇静。

处方:醒神可选用掐人中、老龙、十宣、仆参、精宁、威灵等;再加息风可揉小天心3分钟,分阴阳(阴重)2分钟,补肾7分钟,揉二马3分钟,大清天河水2分钟。祛外邪可揉小天心3分钟,揉乙窝风5分钟,清板门3分钟,清肺3分钟,揉小横纹2分钟,退六腑1分钟,水底捞明月1分钟。配以清补脾3分钟,逆运内八卦3分钟,推四横纹2分钟。

辨证加减:咽红肿、疼痛、体温高而不退,可在大椎、少商穴点刺出血后加局部捏挤出血,除瘀。止抽、角弓反张,拿或按双膝眼;向前仆,拿委中;足外翻,拿太溪;足内翻,拿悬钟等。

若风寒束表,郁而化热,上穴改为揉小天心3分钟,揉乙窝风2分钟,补肾5分钟,清板门5分钟,分阴阳2分钟,清肺3分钟,逆运内八卦3分钟,揉小横纹1分钟,清天河水1分钟,可解表清热。镇静穴同上,可根据病情选穴。

2.感受暑邪

症状:多见于盛夏季节,起病急,症见壮热多汗,头痛项强,双目斜视或直视,恶心呕吐,烦躁嗜睡,牙关紧闭,角弓反张,四肢抽搐,舌红苔黄腻(病情重者高热不退、神昏、反复抽搐等,要中西医结合治疗)。

症状分析:暑热之邪炽盛,郁蒸于外,故壮热多汗;上扰清阳,故头痛项强;阳明热盛,胃降失和,故恶心呕吐;暑邪伤心,神明无主,故昏沉嗜睡或烦躁不安;热盛伤津,筋脉失其濡养,则肝风内动,故四肢抽搐,惊厥不已,舌苔黄腻。

治则:开窍醒神,镇惊止抽,清热祛湿。

处方:先开窍醒神、止抽镇惊,穴位同前。醒神后,继清热祛暑,捏挤曲池紫红为宜,掐合谷5~8次,揉小天心3分钟,揉乙窝风3分钟,清肺3分钟,分阴阳、清补脾各5分钟,逆运内八卦3分钟,清四横纹2分钟,补肾3分钟,清板门5分钟,水底捞明月1分钟,退六腑2分钟,掐揉颊车5~7次,掐揉膊阳池5~7次,捣小天心2分钟。

(二)痰食惊风

症状:面黄青少华,山根青筋横截,鼻准色黯黄,鼻翼青白硬,鼻梁青黯浊,鼻唇沟周围青,纳呆,呕吐腹痛,便秘及痰多等,继而发热神呆,迅速出现昏迷痉厥,喉间痰鸣,腹部胀满,呼吸气粗,舌苔黄厚而腻。

症状分析:望诊面黄青少华,鼻准色黯黄,山根青筋横截,为伤乳食;鼻翼青白硬,为待吐。纳呆、呕吐腹痛,便秘,舌苔厚腻,为伤食的主症;乳食结于胃肠,谷反为滞,气机不利,腹部胀满,呼吸气粗,又复郁而生热;运化不健,易于生痰,痰热上壅,则激动肝风,故神昏痉厥。

治则:消食导滞,涤痰镇惊。

处方:先开窍息风。清补脾7分钟,清板门5分钟,逆运内八卦3分钟,清四横纹2分钟,水底捞明月1分钟,清肺2分钟,合阴阳2分钟,揉丰隆2分钟。配以清大肠3分钟,分腹阴阳、点中脘、点天枢、摩腹(泻法)、点气海、按弦走搓摩各1分钟,掐肾经一节0.5分钟。

(三)惊恐痉厥

症状:面色乍青乍赤,频频惊惕不安,惊哭惊叫,甚至惊厥,偶有发热,大便色青、黏、无味,舌无特殊变化。

症状分析:小儿神气怯弱,易受惊吓,心气受损,真火不安本位,上越于面,故面乍青乍赤;肝主筋脉,其色青,故出现筋肉抽掣、跳动,面色泛青,大便色青、黏。

治则:镇惊安神。

处方:揉小天心 10 分钟,分阴阳 2 分钟,补肾水 5 分钟,大清天河水 2 分钟,掐五指节每个 5～7 次。配以清补脾 5 分钟,逆运内八卦 3 分钟,清四横纹 2 分钟,揉外劳 3 分钟,清大肠 3 分钟。

急惊风的治疗,必须审病求因,把握病机,分清主次。急惊来之凶猛,多属实属热。但少数儿正气虚弱,阳气不足,病程中往往出现昏迷不醒、四肢厥冷、面色苍白、气息微弱、额头冷汗、便泻、四肢抽搐等,是为厥脱。尤其感受暑邪者,更易发生,此时应抓紧时间入院治疗,以免误诊(速加补脾、补肾各 10 分钟,手法要轻慢,有助于稳定病情)。

(四)慢惊风

1.土虚木亢

症状:形神疲惫,面色萎黄,不欲饮水,嗜睡露睛,大便稀薄、色青绿,时有腹鸣,四肢不温,足跗及面部轻度浮肿,神志不清,不时抽搐,舌质淡、苔白。

症状分析:久泻伤阳,脾阳伤则形神疲惫,面色萎黄,阳衰则寒湿内生,故大便稀薄、色渐青绿,腹中鸣响,甚至肢冷浮肿;土弱则木乘,故时作抽搐,嗜睡露睛;苔白质淡,为脾阳虚弱之象。

治则:温运脾阳,扶土抑木。

处方:补脾 10 分钟,推上三关 3 分钟,清板门 5 分钟,揉小天心 3 分钟,分阴阳 3 分钟,平肝 3 分钟,补肾 5 分钟,清天河水 2 分钟,逆运内八卦 3 分钟,清四横纹 2 分钟,揉外劳 2 分钟,清补大肠 1 分钟。

症状加减:浮肿重者,可加清小肠,因浮肿可能为病后营养不足或电解质紊乱所致,故治疗不可仅用泻法,而应以扶正为主。

2.脾肾阳衰

症状:面色㿠白或灰滞,囟门低陷,精神极度萎靡,沉睡或昏迷,口鼻气冷,额汗涔涔,抚之不温,四肢厥冷,手足蠕动或震颤,大便澄澈清冷,舌质淡,舌苔薄白。

症状分析:脾主运化,须依赖肾之命门火温煦,才能发挥其健运功能,而肾阳又需依赖脾阳运化水谷精微方可不断补充和化生,故脾阳损伤到一定程度时,必殃及肾之真阳。肾阳衰微则元气虚弱,火不生土,寒水上泛,故面色㿠白或灰滞、舌苔薄白;阳气不足,故口鼻气冷、四肢厥冷、额汗涔涔、抚之不温,甚至沉睡昏迷。此即所谓"纯阴无阳"的慢脾风证。其实质是阴盛阳衰,属于慢惊风后期,气阳衰竭的危重阶段,病情重,应速行中西医结合治疗,以提高疗效。

治则:温补脾肾,回阳救逆。

处方:补脾 10 分钟,补肾 8 分钟,揉二马 3 分钟,推上三关 2 分钟,揉小天心 5 分钟,揉外劳 3 分钟,掐精宁威灵、拿列缺各 3～5 次,掐印堂、山根、延年、素髎、人中、承浆各 2～3 下。

3.阴虚风动(肝肾阴亏)

症状:虚烦疲惫,面色潮红,身热消瘦,手足心热,肢冷拘急或强直,时有抽搐,大便干结,舌光无苔,质绛少津。

症状分析:此由急惊风或他病经久不愈而来,热久伤阴,肝肾之阴不足,阴虚则生内热,故见虚烦低热,形疲神衰,下午面潮红;阴虚不能潜阳,水不涵木,筋脉失养,故肢体痉挛,时有抽搐,手足心热,大便干结;舌光红绛,少津,为阴液干涸之象。

治则:育阴潜阳,滋水涵木。

处方:育胃、肝、肾之阴。补肾 7 分钟,揉二马 3 分钟,揉小天心 3 分钟,分阴阳 3 分钟,清板门 5 分钟,补脾 5 分钟,推上三关 2 分钟,逆运内八卦 3 分钟,清四横纹 2 分钟,平肝肺 3 分钟,清大肠 3 分钟,揉肾顶 2 分钟,清天河水 1 分钟。

第四节 小 儿 麻 痹

一、概述

小儿麻痹起病急,初期有发热,肢体疼痛,伴咽痛、咳嗽、呕吐、腹泻等症状;继而肌肉松弛,肢体软弱无力;进而肢体瘫痪,后期出现肌肉萎缩、骨骼畸形等。若不能恢复称小儿麻痹后遗症。本病为一种急性传染病,前人又称"软脚瘟""萎证""小儿中风"等。本病一年四季均可发病,夏秋季为发病高峰,一般预后良好,但重症及并发症预后不良,甚至可导致瘫痪、肢体畸形。病后可获终生免疫。

二、小儿推拿治疗

(一)邪郁肺胃(初发期)

症状:与感冒相似,有发热出汗,咳嗽流涕,咽红疼痛、全身不适,头痛纳呆,呕吐或腹痛腹泻,精神不振,烦躁不安或嗜睡,持续2～3天,舌质偏红,苔薄白或薄黄腻。

症状分析:发病初期,邪犯肺胃,肺主气,为五脏六腑之华盖,外邪内侵首先犯肺,则肺失清肃,出现发热、咳嗽、头痛、汗出、全身不适等表证;外邪犯胃,又有胃热里证,则胃失和降,故见恶心呕吐、腹痛腹泻等;其感邪性质为风湿热兼而为患,与外感风热有别,是为辨证特征。

治则:清热解表,疏风利湿。

处方:揉小天心3分钟,揉乙窝风3分钟,补肾5分钟,清板门5分钟,分阴阳2分钟,清天河水2分钟,清肺3分钟,清补脾5分钟,清小肠3分钟。

症状加减:恶心呕吐加逆运内八卦、清四横纹、下推天柱骨。咳嗽头痛加掐攒竹、鱼腰、丝竹空,咳嗽重的多揉小天心、清补脾、清肺、逆运内八卦;痰多按揉丰隆、补脾、补肾、合阴阳、大清天河水。纳呆多清补脾、逆运内八卦、清四横纹。腹痛加乙窝风(中指揉)、外劳宫,点或捏挤神厥四个点(上下左右),拿肚角。腹泻加逆运八卦、揉外劳宫、清小肠、清补大肠。出汗多加补脾、揉肾顶。

(二)邪注经络(瘫痪期)

症状:一般在肺胃症状消失后的3～5天,发热又起(又称双峰热),患儿肢体疼痛,转侧不利,哭闹不安,拒抱,出现肢体瘫痪,其部位不定,常以下肢多见,单、双侧均有,单侧多于双侧,关节出现假脱臼,面部瘫则口眼歪斜,瘫痪部位的皮温较健侧低,腹部瘫则在哭闹时可发现腹部明显膨隆。如病及膀胱,可使小便癃闭或失禁,轻证可能在1～2周逐渐恢复,一般为时1～3个月而恢复;重者为期缓慢,或不能恢复,留有病残。

症状分析:热退复起,为湿热内蕴,热去湿存,湿多化热,风邪疫毒入注经络,流窜肢体,则肌肉疼痛,拒绝抚抱;经络受阻,气血运行不畅,则筋萎肉痹,渐致成瘫;由于气血不能温养,故患侧肌肉不温;膀胱为州都之官,痹则气化失司,因此产生尿潴留或小便失禁,轻证经及时调治,在短期内逐渐恢复,重证气血痹阻,筋脉失养,不宜恢复。

治则:清热利湿,疏通经络。

处方:揉小天心3分钟,分阴阳2分钟,补肾5分钟,揉二马3分钟,清天河水 2 分钟,退六腑 3 分钟,清补脾 5 分钟,推上三关 2 分钟,逆运内八卦 3 分钟,清四横纹 2 分钟。有尿潴留者,可加推箕门、拨龙头适量。

(三)气虚血滞(瘫痪后期)

症状:热退肢体麻痹,主要为痿软无力,瘫痪多在 6 个月以内有一定恢复。如症状没能恢复,患者面黄肌瘦,神委易汗,局部瘫痪时久,患处软弱无力,肌肉萎缩或肢体短瘦、畸形,形成顽固性瘫痪,常见有脊椎侧弯、肩关节松脱、膝过伸、足内外翻、马蹄足等畸形。

症状分析:久病体虚,损及肝肾,肝主筋,肾主骨,精血不足,不能濡养筋骨,筋骨失于濡养,故肢体畸形;久病体虚伤及脾,故见面黄、神委易汗、痿软等。

治则:补益肝肾脾,温通经络,矫正畸形。

处方:补肾 10 分钟,揉二马 2 分钟,补脾 8 分钟,推上三关 3 分钟,揉小天心 3 分钟,清肝、揉肾纹、肾顶各 2 分钟,清天河水 1 分钟。配以逆运内八卦 3 分钟,清四横纹 2 分钟,下肢肌瘦及皮温低的加拿列缺3～5 次,抽搐加拿精宁、威灵各3～5 次。

第五节　小 儿 厌 食

一、概述

厌食是指在较长时间内见食不贪、食欲缺乏、厌恶进食的病症,是小儿常见病之一。城市小儿较多见,各年龄组均可发病,尤其 1～6 岁多见,发病没有明显季节性。但夏季暑湿当令,易于困遏脾气,使其症状加重。本病是由于饮食喂养不当,导致脾胃不和,脾运胃纳失职。厌食儿一般精神状态均较正常,病程长者常有面色少华、身体消瘦等症状,但与疳病的脾气急躁并精神萎靡症状不同,一般预后良好。但长期不愈会使气血生化乏源,易感受外邪,可合并虚证,日久见消瘦或转化为其他病症,因此要积极治疗。

二、小儿推拿治疗

(一)脾运失健

症状:厌恶进食,食不知味,常伴有嗳气、胸闷脘痞,大便不畅,若强迫进食或偶有多食则脘腹胀满,舌淡苔薄或微黄。

症状分析:患儿脾胃失健,喂养不当或湿浊困遏脾气,使脾气失展,胃纳不开,发为厌食。胃纳功能降低,运化纳食功能下降,则消化能力下降,出现以上症状。

治则:调和脾胃,助运化。

处方:揉小天心2分钟,清补脾3分钟,逆运内八卦2分钟,清四横纹2分钟,揉乙窝风2分(中指揉),分腹阴阳1分钟,点中脘1分钟,点天枢1分钟,摩腹顺逆各1分钟。

(二)脾胃气虚

症状:以不思饮食,食不知味,形体消瘦为主,面色少华,精神不振,食少便多,大便入水即散,内夹有未消化的食物,患儿易出汗,易患外感,舌体胖嫩,舌质淡,苔薄白。

症状分析:因脾胃气虚,受纳、运化功能降低,故出现厌食,不思饮食,时久形体消瘦,面色少华,精神不振,食量少,消化、吸收差,大便水冲即散,内有未消化的食物残渣;气血生化无源,腠理不固,故易出汗、易感冒;舌体胖嫩,舌质淡,苔薄白,为脾胃气虚之象。

治则:健脾益气,佐以助运。

处方:清补脾4分钟,清板门3分钟,揉小天心2分钟,逆运内八卦3分钟,清四横纹2分钟,揉乙窝风(中指)2分钟,揉外劳3分钟,补肾5分钟,揉二马2分钟,清天河水1分钟。

(三)脾胃阴虚

症状:不思饮食,食少饮多,口舌干燥,大便偏干,小便色黄,面色少华,皮肤不润,舌红少津,苔少或花剥。

症状分析:脾为阴土,喜燥而恶湿,得阳则运;胃为阳土,喜润而恶燥,以阴为用。脾胃阴虚,失于濡润,纳运失常致厌食,见不思饮食,食少饮多,口干舌燥,大便偏干,小便赤,面色少华,皮肤不润,舌红少津,苔少或花剥。

治则:滋脾养胃阴,佐以助运。

处方:清补脾3分钟,清板门3分钟,分阴阳2分钟,清肺2分钟,补肾5分钟,揉二马2分钟,逆运内八卦3分钟,清四横纹2分钟,掐揉足三里5~7次,清天河水1分钟。

第六节　小儿呕吐

一、概述

小儿呕吐是一种常见的消化系统病证,很多疾病过程中均可出现;由于胃失和降、气逆于上所致,以乳食由胃经口而出为特征。古人将有声有物谓之呕,有物无声谓之吐,有声无物谓之哕。由于呕、吐同时发生,故合称呕吐。本病无年龄与季节区别,多以夏秋为多见。外感、内伤、惊吓及其他脏腑疾病等,均可导致脾胃功能紊乱而致呕吐。如能及时治疗,预后良好。经常或长期呕吐会损伤胃气,使胃纳失常,导致津液耗损,气血亏虚。

二、小儿推拿治疗

(一)伤食呕吐

症状:口吐乳块或宿食,气味酸馊,嗳腐吐酸,口气秽臭,不欲饮食,腹痛腹胀,身有潮热,大便酸臭或溏或秘,面色微黄,山根青筋横截,鼻准色泽俱差,鼻翼青白硬,鼻唇沟青,唇色正常,舌苔薄腻或微黄。此为乳食积滞中脘,胃不受纳。

症状分析:乳食不节,积滞中脘,升降失调,气逆于上,故见呕吐不消化之食物;胃不腐熟,脾失运化,宿食停积,故口气臭秽,呕吐酸馊或泄下酸臭;有形之物,阻滞于中,气机不畅,脾为食困,故不思饮食,乳食内停,腹胀腹痛。鼻准色泽俱差,鼻翼色青白而硬,鼻唇沟青,唇色正常,为伤食表现。舌苔薄腻或微黄,系伤乳食吐之症。

治则:消食导积,调中降逆。

处方:揉小天心3分钟,清板门4分钟,逆运内八卦3分钟,清四横纹2分钟,分阴阳2分钟,清补脾5分钟,清肺3分钟,清大肠3分钟,清天河水2分钟,推天柱骨2分钟。

(二)寒吐

症状:吐物不化或清稀不臭,起病缓,病程长,时吐时止,吐时少而吐物多,朝食暮吐,暮食朝吐,形寒肢冷,腹痛绵绵,神疲或腹鸣伴作泻,泻物清稀,面色青或㿠白,鼻色黯无泽,鼻翼色青白而硬,唇白。如见面滞,为风寒呕吐。

症状分析:脾胃素弱,体虚中寒则脾阳失调,故食入即吐,吐物稀薄或吐不消化之乳食,腹痛绵绵;寒邪内着,客于胃肠,气机凝聚不通,中阳被困,则不能腐熟水谷,故吐出之物无味;鼻色黯无光泽,鼻翼色青白而硬,唇白,为寒吐之证。

治则:温中降逆,调中止呕。

处方:补脾 5 分钟,揉乙窝风 2 分钟,揉外劳 3 分钟,掐揉足三里 5～7 次,分阴阳(阳重)3 分钟,清板门 3 分钟,逆运内八卦 3 分钟,清四横纹 2 分钟,推天柱骨 2 分钟,清天河水 1 分钟。

(三)热吐

症状:食入即吐,吐物如黄黏水,酸臭或苦味,多似喷射性,吐时多,出物少,口渴喜冷饮,烦躁少寝,小便短赤,身热面赤,鼻准色稍红燥,鼻翼色淡黄而硬,唇干赤,舌红苔黄。

症状分析:胃有结热,热则生火,故食入即吐,呕吐气秽;热结胃中,耗伤津液,故身热烦躁,口渴喜饮,唇干赤,小便短赤,身热面赤,鼻准色稍红燥,鼻翼色淡黄而硬,舌红苔黄等。

治则:清热和胃,降逆止呕。

处方:揉小天心 3 分钟,清补脾 5 分钟,清板门 5 分钟,逆运内八卦 3 分钟,清四横纹 4 分钟,退六腑 3 分钟,补肾 5 分钟,揉二马 2 分钟,分阴阳 2 分钟(阴重),大清天河水 2 分钟。配以清肺 3 分钟,泻大肠 3 分钟,推天柱骨 2 分钟。

(四)惊吐

症状:暴发性频吐清涎,身热心烦,胸胁胀痛,神志紧张或郁闷,惊哭惊叫,睡卧不宁,面乍青乍白,额及承浆色青,舌红。

症状分析:小儿神志怯弱,元气未充,骤受惊恐,或神志失和,使心气受损,故心神不宁,睡卧不安,面乍青乍白;惊则气乱,恐则气下,气机暴乱,故时时惊惕哭闹;肝气犯胃,则呕吐清涎。

治则:镇静镇惊,和胃止吐。

处方:揉小天心 3 分钟,分阴阳 2 分钟,补肾 5 分钟,揉二马 3 分钟,大清天河水 3 分钟,清板门 3 分钟,逆运内八卦 3 分钟,清四横纹 2 分钟,推天柱骨 2 分钟。配以掐揉五指节 5～6 次。

第五章

妇产科常见病的针灸推拿治疗

第一节 痛 经

妇女在行经前后或行经期间发生的周期性小腹疼痛称为痛经,以青年未婚者多见。

本证相当于西医学中的原发性痛经和继发性痛经,后者如子宫过度前倾和后倾、子宫颈狭窄、子宫内膜增厚、子宫异物、盆腔炎、子宫内膜异位症等所引起的痛经,均可参照本节辨证论治。

一、病因病机

本证多由情志所伤、六淫为害、气血亏虚、肝肾不足所致。

(一)气血瘀滞

患者平素多抑郁,致肝气不舒,气机不利,气滞则血瘀,胞宫受阻,经血流通不畅,不通则痛。

(二)寒湿凝滞

多因经期冒雨涉水,或贪凉饮冷,或久居湿地,风冷寒湿客于胞中,以致经血凝滞不畅,不通则痛。

(三)肝郁湿热

肝郁脾虚,水湿内生,郁而化火;或经期、产后调摄不当,湿热之邪蕴结胞中,流注冲任,湿热与经血相搏结,瘀滞而成痹阻,不通则痛。

(四)气血亏虚

禀赋不足,脾胃素虚,或大病久病,气血两亏,经期行经下血,血海空虚,冲任、胞宫濡养不足,不荣则痛。

(五)肝肾亏损

禀赋素弱,或多产房劳,损及肝肾,精亏血少,冲任不足,行经之后,精血更虚,胞脉失养而痛;若肾阳不足,冲任、胞宫失于温煦濡养,经行滞而不畅,亦致痛经。

二、辨证

(一)气血瘀滞

证候:经前或经期小腹胀痛拒按,或伴乳胁胀痛和经行量少不畅,色紫黑有块,块下痛减,舌紫暗或有瘀点,脉沉弦或涩。

治法:理气活血,化瘀止痛。

(二)寒湿凝滞

证候:经行小腹冷痛,得热则舒,经量少,色紫暗有块,伴形寒肢冷,小便清长,苔白,脉细或沉紧。

治法:温经暖宫,化瘀止痛。

(三)肝郁湿热

证候:经前或经期小腹疼痛,或痛及腰骶,或感腹内灼热,经行量多质稠,色鲜或紫,有小血块,时伴乳胁胀痛,大便干结,小便短赤,平素带下黄稠,舌红,苔黄腻,脉弦数。

治法:清热除湿,理气止痛。

(四)气血亏虚

证候:经期或经后小腹隐痛喜按,经行量少质稀,神疲肢倦,头晕眼花,心悸气短,舌淡,苔薄,脉细弦。

治法:益气养血,调经止痛。

(五)肝肾亏损

证候:经期或经后小腹绵绵作痛,经行量少,色红无块,腰膝酸软,头晕耳鸣,舌淡红,苔薄,脉细弦。

治法:补益肝肾,养血止痛。

三、针灸治疗

(一)刺灸

1.气血瘀滞

取穴:气海、次髎、太冲、三阴交、合谷。

随症配穴:乳胁胀痛甚者,加乳根。

刺灸方法:针用泻法,可加灸。

方义:气海、次髎、太冲理气活血,化瘀止痛。三阴交为调气血、化瘀滞的常用穴,配气海有理气化瘀止痛的作用。合谷配太冲为开"四关",能调气止痛。

2.寒湿凝滞

取穴:关元、中极、水道、地机。

随症配穴:小腹冷痛甚者,加次髎。湿重者,加阴陵泉。

刺灸方法:针用泻法,可加灸。

方义:关元温补元气,加灸可温经暖宫。中极、水道调理冲任,灸之可温经利湿。地机为脾经的郄穴,既可健脾利湿,又可调经理血止痛。

3.肝郁湿热

取穴:期门、中极、次髎、行间。

随症配穴:乳胁胀痛甚者,加阳陵泉、乳根。少腹热痛者,加蠡沟、血海。大便干结者,加支沟。

刺灸方法:针用泻法。

方义:期门疏肝解郁,清热利湿。中极、次髎能清热除湿,调理冲任。行间为肝经荥穴,可疏肝凉肝,清利湿热。

4.气血亏虚

取穴:脾俞、足三里、关元、三阴交。

随症配穴:心悸失眠者,加神门。头晕者,加百会。

刺灸方法:针用补法,可加灸。

方义:脾俞、足三里健脾和胃,益气养血。关元、三阴交益气养血,调经止痛。

5.肝肾亏损

取穴:肝俞、肾俞、照海、关元、三阴交。

随症配穴:头晕耳鸣者,加太溪、悬钟。腰膝酸软者,加命门、承山。

刺灸方法:针用补法,可加灸。

方义:肝俞、肾俞、照海补养肝肾,调理冲任。关元有益肝肾精血、调冲任督带的作用。三阴交可补肾调肝扶脾,加强调经止痛之功。

(二)耳针

取内生殖器、内分泌、交感、肝、肾、神门,每次选 2～4 穴,毫针中度刺激,经期每天 1 次或 2 次,经前经后隔天 1 次。

(三)皮肤针

扣打小腹任脉、肾经、脾经和腹股沟部以及腰骶部督脉、膀胱经,疼痛剧烈者用重刺激;发作前或疼痛较轻或体质虚弱者用中度刺激。

(四)穴位注射

取三阴交、十七椎,选用当归注射液、复方氯林巴比妥各 4 mL,于月经来潮前 2～3 天或经期内每穴注入 2 mL。共注射 2～4 次,治疗 2 个月经周期。

(五)艾灸

以艾条温灸关元、曲骨、子宫、三阴交诸穴,每穴 3～5 分钟。

四、推拿治疗

(一)基本治法

取穴:气海、关元、曲骨、肾俞、八髎、三阴交等。

手法:一指禅推、摩、按、揉、擦等法。

操作:患者仰卧位,用摩法顺时针方向摩小腹,一指禅推或揉气海、关元、曲骨。

患者俯卧位,擦腰部脊柱两旁及骶部,用一指禅推或按揉肾俞、八髎,以酸胀为度。擦八髎,以透热为度。按揉三阴交,以酸胀为度。

患者坐位或侧卧位,实证痛经患者若第一至第四腰椎(大部分在第二腰椎)有棘突偏歪及轻度压痛者,可用旋转复位或斜扳法。

(二)辨证加减

气血瘀滞者,加按揉章门、期门、肝俞、膈俞,拿血海、地机。寒湿凝滞者,加按揉血海、阴陵泉、三阴交;直擦背部督脉、膀胱经,横擦肾俞、命门,以透热为度。肝郁湿热者,加按揉曲泉、蠡沟、行间、委中。气血亏虚者,加按揉脾俞、胃俞、中脘、足三里;直擦背部督脉、膀胱经,横擦脾俞、胃俞,以透热为度。肝肾亏损者,加一指禅推或按揉太溪、复溜、肝俞;直擦背部督脉、膀胱经,横擦肾俞、命门、八髎,以透热为度。

第二节 闭 经

闭经是以女子年满 18 周岁,月经尚未来潮,或已行经非怀孕又中断 3 个月以上的月经病。前者称为原发性闭经,后者称为继发性闭经。闭经又名经闭或不月,妊娠期、哺乳期或生活变迁、精神因素影响等出现停经(3 个月内),因月经可自然恢复不属闭经的范畴。

西医学中的下丘脑性、垂体性、卵巢性等内分泌障碍引起的闭经均可参照本节治疗。

一、病因病机

本证病因病机较为复杂,但不外虚实两端。虚者因肝肾亏虚或气血虚弱,实者由气滞血瘀、痰湿阻滞、血寒凝滞引起。

(一)肾气不足

禀赋不足,肾精未充,冲任失于充养,壬癸不至或多产房劳,堕胎久病,肾气受损,导致闭经。

(二)气血亏虚

饮食劳倦,或忧思过极,损伤心脾,化源不足;大病久病;堕胎小产;吐血下血;虫积伤血,致冲任空虚,无血可下。

(三)气滞血瘀

情志怫郁,郁怒伤肝,肝气郁结,气滞血瘀,胞脉壅塞,经血不得下行。

(四)痰湿阻滞

形体肥胖,痰湿内生;或脾阳失运,湿聚成痰,脂膏痰湿阻滞冲任,胞脉闭而经不行。

(五)阴虚内热

素体阴虚,或久病耗血、失血伤阴,精血津液干涸,均可发为虚劳闭经。

(六)血寒凝滞

经期产后,过食生冷或外感寒邪,寒凝血滞,而致经闭。

二、辨证

(一)肾气不足

证候:年逾 18 周岁,月经未至或来潮后复闭,素体虚弱,头晕耳鸣,腰腿酸软,腹无胀痛,小便频数,舌淡红,苔少,脉沉弱或细涩。

治法:益肾调经。

(二)气血亏虚

证候:月经周期后延,经量偏少,经色淡而质薄,继而闭经,羸瘦萎黄,头晕目眩,心悸气短,食欲缺乏,神疲乏力,舌淡边有齿印,苔薄,脉无力。

治法:益气养血调经。

(三)气滞血瘀

证候:月经数月不行,精神抑郁,烦躁易怒,胸胁胀满,少腹胀痛或拒按,舌边紫暗或有瘀点,脉沉弦或沉涩。

治法:理气活血调经。

(四)痰湿阻滞

证候:月经停闭,形体肥胖,神疲嗜睡,头晕目眩,胸闷泛恶,多痰,带下量多,苔白腻,脉濡或滑。

治法:豁痰除湿通经。

(五)阴虚内热

证候:月经先多后少,渐至闭经,五心烦热,颧红升火,潮热盗汗,口干舌燥,舌红或有裂纹,脉细数。

治法:滋阴清热调经。

(六)血寒凝滞

证候:经闭不行,小腹冷痛,得热痛减,四肢欠温,大便不实,苔白,脉沉紧。

治法:温经散寒调经。

三、针灸治疗

(一)刺灸

1.肾气不足

取穴:肾俞、关元、太溪、三阴交。

随症配穴:腰酸者,加命门、腰眼。

刺灸方法:针用补法,可加灸。

方义:肾俞、关元补肾益气调经。太溪为肾经原穴,有益肾的作用。三阴交补肾调肝扶脾,养血调经。

2.气血亏虚

取穴:脾俞、膈俞、气海、归来、足三里、三阴交。

随症配穴:纳少者,加中脘。心悸者,加内关。

刺灸方法:针用补法,可加灸。

方义:脾俞与血会膈俞健脾养血。气海、归来益气养血调经。足三里配三阴交健脾益气,养血调经。

3.气滞血瘀

取穴:太冲、气海、血海、地机。

随症配穴:小腹胀痛或拒按者,加四满。胸胁胀满加期门、阳陵泉。

刺灸方法:针用泻法,可加灸。

方义:太冲配气海可理气通经,调理冲任。血海配地机,能行血祛瘀通经。

4.痰湿阻滞

取穴:脾俞、中脘、中极、三阴交、丰隆。

随症配穴:白带量多者,加带脉、阴陵泉。胸闷泛恶者,加膻中。

刺灸方法:针用平补平泻法,可加灸。

方义:脾俞、中脘健脾胃化痰湿。中极、三阴交利湿调经。丰隆健脾化痰湿。

5.阴虚内热

取穴:肾俞、肝俞、关元、三阴交、太溪、行间。

随症配穴:潮热盗汗者,加膏肓、然谷。大便燥结者,加照海、承山。

刺灸方法:针用补法。

方义:肾俞、肝俞补益肝肾,滋阴清热。关元、三阴交补肾滋阴,调理冲任。太溪配行间养阴清热调经。

6.血寒凝滞

取穴:关元、命门、三阴交、归来。

随症配穴:小腹冷痛者,加灸神阙。

刺灸方法:针用泻法,可加灸。

方义:关元、命门可温经散寒,调理冲任。三阴交、归来活血通经。

(二)耳针

取内生殖器、内分泌、皮质下、肝、脾、肾、神门,每次选用2~4穴,毫针中度刺激,隔天或每天 1 次。

(三)电针

取归来、三阴交,中极、地机,天枢、血海三组穴位,每次选 1 组或 2 组,或各组穴位交替使用。针刺后通疏密波脉冲电流 10～20 分钟,隔天或每天 1 次。

四、推拿治疗

(一)基本治法

取穴:关元、气海、肝俞、脾俞、肾俞、血海、足三里、三阴交等。

手法:一指禅推、摩、按、揉、撩、擦法。

操作:患者仰卧位,用摩法顺时针方向治疗小腹,手法要求深沉缓慢,按揉关元、气海、血海、足三里、三阴交。

患者俯卧位,用一指禅推法治疗腰背部膀胱经,重点在肝俞、脾俞、肾俞,或用撩法在腰背部脊柱两旁治疗,然后再按揉上述穴位,以酸胀为度。

(二)辨证加减

肾气不足者,着重按揉肾俞、命门、八髎;直擦背部督脉及两侧膀胱经,横擦腰骶部,以透热为度。气血亏虚者,摩腹重点在关元、气海、中脘;直擦背部督脉,横擦脾俞、胃俞,透热为度。气滞血瘀者,加按揉期门、膻中、太冲;直擦背部督脉及两侧膀胱经,斜擦两胁。痰湿阻滞者,加按揉中脘、建里、八髎;横擦左侧背部及腰骶部,以透热为度。阴虚内热者,加直擦背部督脉及两侧膀胱经,横擦左侧背部及腰骶部,擦涌泉,按揉太溪。血寒凝滞者,加按揉神阙、命门;直擦背部督脉及两侧膀胱经,透热为度。

第三节 崩 漏

崩漏是指妇女不规则的阴道出血。"崩"是指经血量多、暴下不止,"漏"是指经血量少、淋漓不尽。在发病过程中,两者常交替出现或互相转化,故以崩漏并称。又称崩中、漏下或崩中下血,是妇科常见病,亦是疑难重症。发病以青春期、更年期或产后为多。

西医学中的功能性子宫出血、子宫内膜脱落不全、盆腔炎及生殖系统肿瘤等引起的阴道出血可参照本节治疗。

一、病因病机

本证主要因冲任损伤、固摄无权，经血失其制约，故非时而至。

(一)血热

素体阳盛，或感受热邪，或过食辛辣助阳之品，酿成实火；或情志失畅，肝郁化火，伏于冲任，内扰血海，迫血妄行。

(二)瘀血

七情损伤，肝气郁结，气滞血瘀；或经期、产后余血未尽，复感外邪，或夹内伤，瘀阻胞宫，恶血不去，新血不得归经而成崩漏。

(三)肾虚

素体肾虚或早婚、房劳、多产、年老而致肾衰，肾阳不足，肾失封藏之司，冲任不固，发为崩漏；或肾阴不足，虚火内炽，血海扰动，冲任失约而成崩漏。

(四)脾虚

忧思过度或饮食劳倦，伤及脾胃，中气下陷，统摄无权，致气不摄血，冲任失固，经血妄下。

二、辨证

(一)血热内扰

证候：经血非时忽然大下，或淋漓日久不净，色深红或紫色，质黏稠，面红，口干身热，溲赤便秘，舌红，苔黄或干糙，脉弦数或滑数。

治法：清热凉血，止血调经。

(二)瘀滞胞宫

证候：阴道出血淋漓不净或忽然急下，量多，经色紫暗，质稠，夹有血块，小腹疼痛拒按，血块下则痛减，舌紫暗，苔薄白，脉弦紧或沉涩。

治法：活血化瘀，止血调经。

(三)肾虚

证候：肾阳亏虚见阴道出血量多或淋漓不尽，色淡质稀，形寒肢冷，面色晦暗，小腹冷痛，腰膝酸软，小便清长，舌淡胖，有齿痕，苔薄白，脉沉细。肾阴亏虚见阴道出血量时多时少或淋漓不止，色鲜红，质稍稠，头晕耳鸣，五心烦热，失眠盗汗，舌红，无苔或花剥苔，脉细数。

治法:肾阳亏虚者温肾固冲,止血调经;肾阴亏虚者滋肾养阴,止血调经。

(四)气不摄血

证候:阴道出血量多或淋漓不尽,色淡质稀,伴小腹坠胀,面色萎黄,动则气促,神情倦怠,纳呆,便溏,舌淡,苔薄白,脉细弱或芤而无力。

治法:益气摄血,养血调经。

三、针灸治疗

(一)刺灸

1.血热内扰

取穴:血海、中极、行间、水泉、隐白。

随症配穴:面红身热者,加大椎、曲池。便秘者,加天枢。

刺灸方法:针用泻法,隐白可刺血。

方义:血海调理血分,有清热凉血的作用。中极穴近胞宫,可疏调局部经气。行间为肝经荥穴,配肾经水泉以凉血止血。隐白刺血可泄热、凉血止血,是治疗崩漏之效穴。

2.瘀滞胞宫

取穴:地机、血海、膈俞、中极、三阴交。

随症配穴:小腹痛甚者,加四满、太冲。

刺灸方法:针用泻法,可加灸。

方义:地机配血海、膈俞可活血化瘀,调经止血。中极、三阴交祛瘀血,理胞宫。

3.肾虚

取穴:肾俞、交信、三阴交、子宫。

随症配穴:肾阳亏虚者,加关元、命门。肾阴亏虚者,加阴谷、太溪。腰膝酸软者,加大肠俞、委阳。失眠者,加神门、四神聪。

刺灸方法:针用补法,肾阳亏虚可加灸。

方义:肾俞强壮肾气。交信为阴跷脉郄穴,可调经止血。三阴交为足三阴经之交会穴,可补肾调经。子宫为经外奇穴,可固胞宫止崩漏。配关元、命门以温肾助阳。配阴谷、太溪以滋肾养阴。

4.气不摄血

取穴:脾俞、足三里、气海、百会、隐白。

随症配穴:便溏者,加天枢、公孙。

刺灸方法：针用补法，可加灸。

方义：脾俞、足三里、气海健脾益气，固摄经血。百会升提阳气，止下漏之血。隐白为治疗崩漏之效穴。

(二)耳针

取内生殖器、内分泌、肝、脾、肾、神门，每次选 2～4 穴，毫针中度刺激，留针 1～2 小时，每天或隔天 1 次。

(三)皮肤针

扣打腰椎至尾椎、下腹部任脉、腹股沟部、下肢足三阴经，中度刺激。

四、推拿治疗

(一)基本治法

取穴：中脘、气海、关元、中极、八髎、肝俞、脾俞、肾俞、血海、三阴交等。

手法：一指禅推、按、揉、振、擦、摩等法。

操作：患者仰卧位，先用一指禅推中脘、气海、关元、中极等穴，并于小腹部施摩法，再施振法于小腹部。按揉血海、三阴交。

患者俯卧位，用一指禅推法从背部沿两侧膀胱经上下往返 8～10 次，然后用较重的按揉法施于肝俞、脾俞、肾俞，施擦法于八髎，透热为度。

(二)辨证加减

血热内扰者，加点按血海、委中、三阴交，按揉大椎。瘀滞胞宫者，加按揉章门、期门、膈俞，摩少腹部，使热量渗透。肾虚者，加直擦背部督脉及两侧膀胱经，横擦肾俞、命门、八髎，透热为度；肾阴虚者再加擦涌泉。气不摄血者，着重摩中脘，点按脾俞、胃俞、地机。

第四节 带 下 病

一、非炎性带下病

带下量明显增多，或色、质、气味异常，而非生殖器炎症所致者，称为"非炎性带下病"，与某些内分泌失调、盆腔充血及精神因素有关。其内容散见于中医医籍对带下病的记载中,并无此病名。

(一)病因病理

西医学认为,本病主要是由于雌激素偏高或孕激素不足而雌激素相对升高,使黏膜中腺体细胞分泌增多;或盆腔充血类疾病,如盆腔静脉淤血综合征、盆腔部分肿瘤等,引起盆腔静脉血液回流受阻,组织渗出液过多而导致。中医学认为,本病是因为内生之湿伤及任、带所致。湿之内生,病因较多:有饮食不节、劳倦、思虑过度损伤脾胃,水湿运化失常者;有素体肾气不足,命门火衰,或久病伤肾,房劳、多产致肾气亏乏,肾阳不振,封藏功能不及,气化不行者;有忧思多虑、五志过及致肝火太盛,反克脾土,水湿失运者;有经产之时感受外邪或手术损伤,致冲任瘀阻,血行迟滞,水湿不行,流注下焦,损伤任带二脉而致带下病者。带下为机体的一种阴液,由脾化运,肾封藏,任带二脉约束。脾肾为母子之脏,故脾损可伤肾,肾损可及脾。且湿为阴邪,阴盛必伤及阳,可致脾肾阳虚;同时肝气郁滞,克伐脾土,亦能导致肝郁脾虚。

(二)临床表现

本病的主要临床表现为带下量明显增多,淋漓不断;色白,质稀,气味无明显改变;可见疲乏无力,食欲缺乏、小便清长等全身症状。临床上应与炎性白带病,经间期出血和子宫黏膜下肌瘤相鉴别。

(三)诊断要点

1.症状

带下量明显增多,色白,质稀,气味无异常。有些伴有全身症状。

2.妇科检查

无明显器质性病变,阴道内白带量多,质稀,无明显异味。

3.辅助检查

内分泌检查示基础体温多呈单相曲线,或为双相但高低温差小于 0.3 ℃;孕酮分泌量降低,或雌激素分泌量过低。子宫内膜活检示经潮 6～12 小时内,子宫内膜组织活检为增殖期或分泌反应欠佳,怀疑盆腔充血类疾病,应做盆腔 B 超,可提示盆腔静脉淤血,或有子宫、卵巢肿瘤存在。

(四)针灸治疗

1.刺灸

处方一:气海、中极、关元、带脉、肾俞、次髎。

操作:气海向下斜刺。中极向耻骨联合方向斜刺 1～1.5 寸,施提插平补平泻法,使针感传至会阴部为佳;关元直刺 1～1.5 寸,施捻转补法;带脉朝脐中方向斜刺 1～1.5 寸,施捻转补法。肾俞直刺 1 寸,施捻转补法。次谬宜刺入第 2 骶后孔内,深 1～2 寸,施捻转补法。

处方二:关元、肾俞、照海、带脉、次髎。

操作:局部皮肤常规消毒后,关元、肾俞、照海 3 穴用补法。带脉、次髎施以艾灸。

处方三:关元、三阴交、肾俞、足临泣、带脉。

操作:用毫针中等强度刺激,宜用补法,得气后,留针 30 分钟,每天 1 次,10 次为 1 个疗程,疗程间隔 3～5 天。

处方四:足临泣、中极。

操作:穴位局部常规消毒后,毫针刺,足临泣直刺 0.5 寸,捻转运针,中等刺激;中极穴直刺 1～1.2 寸,中等刺激,使针感放散至前阴部,留针 20～60 分钟,每 10～15 分钟捻转运针 1 次。每天或隔天 1 次,3 次为 1 个疗程。

处方五:曲骨。

操作:患者排空尿液,取仰卧位,穴位常规消毒后,直刺或稍向会阴部刺 2.5～3 寸,以麻电感放射至阴道为佳。每 10 分钟捻转 1 次,用平补平泻法,留针 1 小时,每 3 天 1 次,2 次为 1 个疗程。

2.耳针

处方一:内生殖器、肾上腺、脾、肺、肾、肝、子宫。

操作:耳部消毒后,每次选 3～4 穴,毫针中度刺激,留针 15～30 分钟。每天或隔天 1 次,两耳交替。

处方二:内分泌、肾、卵巢、子宫。

操作:取单侧耳穴,消毒后,用 0.5 寸毫针刺,刺入耳软骨,留针 30～60 分钟,每天 1 次。本方用于肾虚者。

处方三:膀胱、子宫、肝、脾、肾、神门、内分泌。

操作:每次选 3～5 穴,耳部常规消毒后,毫针中度刺激,每天 1 次,留针 20 分钟。10 次为 1 个疗程。

处方四:内生殖器、肾上腺、膀胱、肾、三焦、内分泌。

操作:每次选 3～5 穴,局部常规消毒后,毫针中度刺激,留针 20 分钟,每天或隔天 1 次。

3.穴位注射

处方一:中极、曲骨、关元、足三里、三阴交。

操作:每次取 2 个穴,皮肤常规消毒后,每穴注入 5% 当归注射液 2 mL,隔天 1 次,7 次为 1 个疗程,疗程间隔 3～5 天。

处方二:带脉、曲骨、三阴交、地机。

操作:穴位常规消毒后,选用红花注射液或鱼腥草注射液。每次取腹部及下肢各 1 穴,每穴注入 1～2 mL,隔天 1 次,10 次为 1 个疗程。

4.电针法

处方一:带脉、三阴交。

操作:局部穴位常规消毒后,毫针刺,再通脉冲电流 15～20 分钟。每天 1 次,7 次为 1 个疗程。

处方二:①归来、阴陵泉。②曲骨、太冲。③气海、阴陵泉。

操作:每次选用 1 组穴位,局部穴位常规消毒后,毫针中等刺激,再通疏密波,通电 20 分钟,每天 1 次,7 次为 1 个疗程。

5.灸法

处方一:隐白、大都。

操作:用艾卷点燃靠近穴位施灸,灸至局部皮肤红晕温热为度,每穴施灸 10 分钟,隔天 1 次,10 次为 1 个疗程。

处方二:中极、关元、气海、三阴交。

操作:用艾卷点燃靠近穴位施雀啄灸,灸至局部皮肤红晕温热为度,每穴施灸 10 分钟,隔天 1 次,10 次为 1 个疗程。

二、炎性带下病

带下量多,色、质、气味异常,外阴、阴道肿痛或瘙痒,或伴有全身症状,实验室检查可见病原体,称为"炎性带下病",属于中医学"带下病""阴痒"等范畴。本病首先记载于《素问·骨空论》。多见于已婚妇女。西医学的"阴道炎""宫颈炎"等所致的白带增多,属于本病的范畴。

(一)病因病理

西医学认为,当阴道、宫颈的自然防御功能受到损害,可导致疾病的发生。阴道和宫颈常被侵袭和感染的病原体主要有以下几类。①细菌:常见的有链球菌、葡萄球菌、大肠埃希菌等。②病毒:常见的有单纯疱疹病毒、巨细胞病毒等。③原虫或真菌:如阴道滴虫、白假丝酵母(白色念珠菌)等。主要由于生殖器与外界直接相通,经期或性卫生不良,流产和引产、分娩时产妇阴道宫颈损伤、阴道手术损伤或医源性的污染;异物、腐蚀性物质损伤阴道和邻近器官炎症向下蔓延至阴道和宫颈。病原体直接扩散于外阴表皮、阴道、宫颈,引发宫颈炎和阴道感染;也可通过淋巴扩散、血行传播,但比较少见。

中医学认为,本病主要是外感热毒之邪,或秽浊郁遏化毒生虫,伤及任带,任脉失调,带脉失约,导致带下量多,色、质、气味异常,发为炎性带下病。经行、产后、人流术后等,胞脉虚损,或洗浴用具不洁、不洁性交等,或肝郁化火,木克脾土,湿热内生伤及任带;或饮食不节,思虑过度,或劳倦伤脾,脾气虚损,运化失常,湿热内生流注下焦伤及任带,蓄于阴器化热,郁遏生虫;或素体肾虚,房劳、多产,或多次人流伤肾,封藏失职,伤及任带,或复感湿热之邪,伤及阴器发为炎性带下病。

(二)临床表现

主要症状是带下量多,色、质、气味异常,如呈现黏液脓性或血性带,或泡沫黄绿色带,或白色豆渣样或凝乳样带,或黏液性黄色淡红色带,或黄色水样带,或赤白带下,或灰白色乳状带下等;有秽臭、腐臭、血腥臭气。或伴有阴部灼热肿痛,外阴瘙痒,坠痛不适,腰骶酸胀,尿频、尿急、尿痛,性交痛,甚者下腹或全身不适;不孕,或月经量少、经期延长,或闭漏交替。

(三)诊断要点

1.症状

带下量明显增多,不同病邪引起白带的颜色、气味各不相同,或伴有阴部瘙痒、灼热、疼痛等,或兼有尿频、尿痛,或有腥臭味。

2.妇科检查

外阴、阴道炎急性期可见局部潮红肿胀;慢性期局部体征不明显。滴虫性阴道炎的带下为稀薄泡沫状的黄带,阴道壁可见散见的出血点;念珠菌阴道炎为凝乳或豆渣样的稠厚白带,阴道黏膜附有白色膜状物;老年性阴道炎白带稀薄,为淡黄色或血样脓性赤带,外阴、阴道黏膜呈老年性改变,易出血;淋病性阴道炎白带呈黄色或脓样,常见尿道口充血,经阴道挤压尿道旁腺,可见尿道旁腺出口处有脓样分泌物排出;支原体或衣原体阴道炎的白带多无明显改变或有黄带;细菌性阴道炎多为稀薄黄带,可有腥臭味;宫颈糜烂或宫颈管、子宫内膜炎时,白带呈黏液样、脓样从宫颈管流出。

3.辅助检查

阴道分泌物涂片或宫颈拭子病原体培养有助于诊断。

(四)针灸治疗

1.毫针法

处方一:三阴交、足三里、带脉、气海、脾俞。

操作:脾俞朝督脉方向斜刺 0.5～1 寸,施捻转补法;气海向下斜刺,带脉针尖向脐斜刺,均深1～1.5 寸,施提插平补平泻法;足三里、三阴交均直刺,施捻转补法。

处方二:气海、次髎、肾俞、足三里、带脉、关元。

操作:气海、关元直刺 1～1.5 寸,施捻转补法;或用大艾炷灸疗。带脉朝脐中方向斜刺 1～1.5 寸,施捻转补法。肾俞直刺 1 寸,施捻转补法。次髎宜刺入第2 骶后孔内,深 1～2 寸,施捻转补法。足三里直刺,进针 1～2 寸,施捻转补法。

处方三:中极、太溪、次髎、关元、带脉、肾俞。

操作:关元、带脉、肾俞、次髎刺法同处方二。中极向耻骨联合方向斜刺 1～1.5 寸,施提插平补平泻法,使针感传至会阴部为佳。太溪直刺 0.5 寸,施提插平补平泻法。

处方四:照海、关元、肾俞、带脉、次髎。

操作:局部皮肤常规消毒后,关元、肾俞、照海 3 穴用补法。带脉、次髎施以艾灸。

处方五:复溜、关元、三阴交、血海。

操作:局部皮肤常规消毒,用毫针中等刺激,手法宜平补平泻,得气后,留针30 分钟左右,每天 1 次,10 次为 1 个疗程,疗程间隔 3～5 天。

处方六:关元、复溜、三阴交、肾俞、足临泣、带脉。

操作:用毫针中等强度刺激,手法宜用补法,得气后,留针 30 分钟,每天1 次,10 次为 1 个疗程,疗程间隔 3～5 天。

处方七:白环俞、三阴交、关元、带脉、气海。

操作:诸穴以常规针刺为主;关元、气海针尖向下斜刺,使针感传至耻骨联合上下;带脉向前斜刺,不宜深刺;白环俞直刺,使骶部出现较强的酸胀感。

2.耳针法

处方一:内生殖器、肾上腺、神门、脾、肾、肝、三焦。

操作:耳部消毒后,每次选 3～4 穴,毫针中度刺激,留针 15～30 分钟。每天或隔天 1 次,两耳交替。

处方二:脾、肺、子宫。

操作:取单侧耳穴,局部消毒后,用 0.5 寸毫针刺,刺入耳软骨,留针 30～

60 分钟,每天或隔天 1 次。适用于脾虚型。

处方三:内分泌、肾、卵巢、子宫。

操作:取单侧耳穴,消毒后,用 0.5 寸毫针刺,刺入耳软骨,留针 30～60 分钟,每天 1 次。本方用于肾虚型。

处方四:膀胱、子宫、肝、脾、肾、神门、内分泌、三阴交。

操作:每次选 3～5 穴,耳部常规消毒后,毫针中度刺激,每天 1 次,留针 20 分钟。10 次为 1 个疗程。

处方五:内生殖器、肾上腺、膀胱、肝、脾、肾、内分泌、三焦。

操作:每次选 3～5 穴,局部常规消毒后,毫针中度刺激,留针 20 分钟,每天或隔天 1 次。

处方六:子宫、内分泌、三焦、肾、膀胱。

操作:耳部常规消毒后,用毫针捻转入穴,中度刺激,留针 15～20 分钟,留针期间可捻针 2～3 次,隔天 1 次,双耳同时施治,7～10 次为 1 个疗程,疗程间隔 5～7 天。

3.穴位注射法

处方一:三阴交(双)。

操作:局部皮肤消毒后,每穴注入小檗碱注射液 1～3 mL。

处方二:耳穴选子宫、内分泌。体穴选血海、关元、中极、三阴交。

操作:选耳穴或体穴注射,或交替穴注。耳穴每穴每次注入 0.1 mL 3%～5% 当归注射液,体穴每次0.5 mL,每天 1 次,10 次为 1 个疗程。

处方三:中极、曲骨、关元、足三里、三阴交。

操作:每次取 2 个穴,皮肤常规消毒后,每穴注入 5% 当归注射液 2 mL,隔天 1 次,7 次为 1 个疗程,疗程间隔 3～5 天。

处方四:曲骨、三阴交、横骨、地机。

操作:穴位常规消毒后,选用红花注射液或鱼腥草注射液,每次取腹部及下肢各 1 穴,每穴注入1～2 mL,隔天 1 次,10 次为 1 个疗程。

处方五:中极、关元、带脉、血海、三阴交。

操作:穴位常规消毒后,每穴注入 1～2 mL 当归注射液或鱼腥草注射液,隔天 1 次,7 次为 1 个疗程。

4.皮肤针法

处方:下腹部、脊柱两侧,腹股沟、三阴交、期门、带脉区。

操作:常规消毒后,中度或重度叩击。重点叩打腰骶部、三阴交、期门、带脉、带脉区以及小腹部、腹股沟、腰骶部等处的阳性反应区,反复叩刺 4～5 遍,每天 1 次,7 次为 1 个疗程。

5.腕踝针法

处方:双侧下 2 穴。

操作:患者取仰卧位、采用 30 号的 1.5 寸毫针,用拇、示、中三指持针柄,针体与皮肤表面呈 30°角,用拇指端轻旋针柄,使针尖进入皮肤。过皮后即将针放平,贴近皮肤表面,针尖向下顺直线沿皮下表浅进针。进针速度稍缓慢,如有阻力或出现酸麻胀疼等感觉,则表示针刺太深已入肌层,应将针退至皮下,重新刺入。刺进皮下的长度一般为 1.4 寸、留针 20～30 分钟,每天治疗 1 次,7 次为 1 个疗程。

6.电针法

处方一:带脉、三阴交。

操作:局部穴位常规消毒后,毫针刺,再通脉冲电流 15～20 分钟,每天 1 次,7 次为 1 个疗程。

处方二:①归来、阴陵泉。②曲骨、太冲。③气海、阴陵泉。

操作:每次选用 1 组穴位,局部穴位常规消毒后,毫针中等刺激,再通密波,通电 20 分钟,每天 1 次,7 次为 1 疗程。

7.拔罐法

处方:十七椎、腰眼、骶骨孔周围的络脉。

操作:局部消毒后,用三棱针点刺出血,然后拔罐 5～10 分钟,出血量 3～5 mL,最多可达 60 mL。每 3～5 天复治 1 次。用于湿热下注型。

8.灸法

处方一:隐白、大都。

操作:用艾卷点燃靠近穴位施灸,灸至局部皮肤红晕温热为度,每穴施灸 10 分钟,隔天 1 次,10 次为 1 疗程。本方用于脾肾阳虚带下色白稀薄者。

处方二:双俞(膈俞、胆俞)、小肠俞(双)、带脉(双)、中极、归来(双)。

操作:蘸水湿润穴位,使艾炷不易坠落,用艾绒如炷状黏上,以绒香引火燃着,一炷燃完,第二炷粘在第一炷灰上继续,连灸七壮。先灸背部,再灸腹部。轻者每天 1 次,连续灸 1 周,重症连灸 3 周。

(五)推拿治疗

处方一:关元、神阙、中脘、三阴交、血海、八髎、命门、肾俞、中极、气海俞、腰阳关。

操作:患者仰卧位,先用一指禅推法自中脘向下至关元、中极,反复数次;继之揉神阙,摩腹;再按揉血海、三阴交。再俯卧位,披腰骶部,按揉肾俞、气海俞、命门、腰阳关,然后横擦八髎,以透热为度。

处方二:神阙、中脘、气海、关元、中极、血海、阴陵泉、足三里、三阴交、命门、肾俞、次髎、长强、腰阳关、八髎、环跳。

操作:患者仰卧于床上,施术者站其身旁,先用手掌着力,反复按揉腰部,调补神阙,再用中指着力,反复按揉中脘、气海、关元、中极等穴。再捏揉下肢肌肉及血海、阴陵泉、足三里、三阴交等穴各约半分钟。再用手掌反复推摩小腹数次,抓提拿揉3次。然后,让患者翻身俯卧,术者用拇指或中指着力,点揉命门、肾俞、次髎、长强等穴。再用双手掌反复按揉腰骶及臀部,在肾俞、命门、腰阳关、八髎、环跳等穴处,进行重点按揉,并进行搓摩,使其温热之感传至小腹为度。

处方三:白环俞、腰阳关、中脘、下脘、气海、关元、中极、章门、带脉、肾俞、命门。

操作:患者仰卧位,医师施摩法于腹部,以腹部自感微热为适,时间约5分钟。继用掌根揉法从中脘沿任脉向下至中极穴往返治疗,重点在中脘、下脘、气海、关元、中极等穴,时间约5分钟。然后按揉章门、期门穴及带脉穴两侧,重点在带脉穴约5分钟。患者再俯卧,医师先施四指推法于腰骶部约5分钟;再施一指禅推法于肾俞及白环俞穴各1分钟;然后按揉肾俞、命门,腰阳关、白环俞穴各半分钟,以酸胀为度,最后搓两胁肋部。

第五节　不　孕　症

凡育龄妇女未避孕,配偶生殖功能正常,婚后有正常性生活,同居2年以上而未怀孕者称为原发性不孕。曾有过生育或流产,未避孕而又2年以上未怀孕者,称继发性不孕。中医学称原发性不孕为"无子""全不产",称继发性不孕为"断绪"。

一、病因病理

西医学认为,引起不孕的原因有卵巢、输卵管、子宫体、子宫颈、阴道以及精神等方面的因素。此外还有性器官以外的因素以及部分妇女血清中含有抗精子抗体而不孕者。其中由于卵巢功能低下或卵巢内分泌功能障碍及下丘脑、垂体、卵巢之间内分泌平衡失调而引起月经异常、无排卵月经或黄体功能不全所致的不孕占有很大比例。

中医学认为,导致不孕的原因很多,如古人所说的五不女,即螺、纹、鼓、角、脉五种,大多属于先天性生理缺陷,这是针灸所不能奏效的。就脏腑气血而论,本症与肾精关系密切,如先天肾虚或精血亏损,使冲任虚衰,寒客胞脉而不能成孕;或情志不畅,肝气郁结,气血不和;或恶血留内,气滞血瘀;或脾失健运,痰湿内生,痰瘀互阻,胞脉不通均可致不孕。

二、临床表现

婚后 2 年以上未孕,多有月经不调,经期紊乱、或先或后,经量不一,量少或淋漓不断或量多而出血凶猛。经色或淡或红或紫黑,或有瘀块,由于导致不孕的原因不同,临床可伴有不同的症状。

三、诊断要点

(1)育龄妇女未避孕,配偶生殖功能正常,婚后有正常性生活,同居 2 年以上而未怀孕,或曾有过生育或流产,未避孕而又 2 年以上未怀孕。

(2)因男方因素导致不孕者约占 30%,故首先应排除男方因素。要注意男方有无慢性病、结核、腮腺炎、附睾炎、睾丸炎等病史,有无接触铅、磷或放射线史。还应做局部检查及精液检查。

(3)女方应了解月经史、分娩史及流产史,有无生殖器感染,性生活情况,是否采取避孕措施。还要进行体格检查、卵巢功能检查、性交后试验、输卵管通畅试验,必要时进行腹腔镜、宫腔镜,免疫等各项检查,以查明原因。

(4)妇科检查、基础体温、基础代谢率和血清雌激素、孕激素的测定,以及诊断性刮宫、输卵管通畅试验、宫颈黏液检查等有助于诊断。

四、针灸治疗

(一)针刺

(1)处方一:肾俞、太溪、照海、关元、三阴交、足三里。

操作:常规针刺,施提插捻转补泻法,关元穴可加用灸法。每天 1 次,10 次为 1 个疗程。适用于肾虚型不孕。

(2)处方二:肾俞、关元、中极、子宫、三阴交、足三里、血海、脾俞。

操作:常规针刺,施补法。得气后留针 20～30 分钟,每天 1 次,10 次为 1 个疗程。适用于血虚型不孕。

（3）处方三：中极、气冲、足三里、丰隆、三阴交、阴陵泉、子宫。

操作：常规针刺，施泻法。得气后留针20～30分钟，每天1次，10次为1个疗程。适用于痰湿型不孕。

（4）处方四：中极、四满、三阴交、太冲、子宫。

操作：中极向曲骨方向斜刺，针刺1～1.5寸，施提插泻法，以针感向会阴传导为佳。四满直刺，进针1～1.5寸，施捻转平补平泻法。三阴交直刺，进针1寸；太冲直刺，进针0.5～0.8寸；子宫穴直刺1.5寸，使患者感到局部酸胀，均施捻转泻法。每天1次，10次为1个疗程，适用于肝郁型不孕。

（5）处方五：主穴取关元、中极、子宫、血海。肾虚配肾俞、命门，气血亏虚配百会、足三里，肝郁气滞配内关，痰湿郁滞配丰隆、阴陵泉、三阴交，宫寒血瘀配归来、膈俞，湿热内阻配阴陵泉。

操作：每次取主穴2～3个加配穴，施平补平泻手法。针刺关元穴时，针尖应向斜下，进针2寸左右，使针感向会阴部扩散。子宫穴直刺1.5～3寸，使患者感到局部酸胀，并向下腹部扩散为宜。留针20～30分钟，留针期间行针2～3次，每天1次，10次为1个疗程，疗程间隔5～7天，经期暂停。

（6）处方六：主穴取中极、三阴交、大赫、地机。肾虚型配肾俞、气穴、照海，血虚型配膈俞、血海、足三里，肝郁型配太冲、阴廉、气门，痰湿型配四满、丰隆、阴陵泉，血瘀型配气冲、胞门、次髎。

操作：在月经周期第12天开始针刺，连续3天，每天1次，留针15分钟，均用平补法。月经期和增生期，根据辨证取穴治疗，每天1次。

（7）处方七：主穴取中极、大赫、三阴交、地机。肾虚者配肾俞、关元、太溪，血虚者配肝俞、血海、足三里，痰盛者配中脘、丰隆、阴陵泉，肝郁者配阴廉、曲泉、太冲，血瘀者配膈俞、次髎、血海。

操作：虚证施以补法，实证施以泻法，并可配合采用灸法。针灸治疗在月经期及增生期根据证型，辨证用穴，隔天治疗1次，月经周期第12天开始，用上述处方的主穴，每天治疗1次。

（8）处方八：中极、归来、子宫、气穴、三阴交。

操作：中极、归来、气穴、子宫均直刺1～2寸，施捻转泻法。三阴交直刺1～1.5寸，施提插捻转泻法。每天1次，10次为1个疗程。

（9）处方九：中极、气冲、丰隆、三阴交、阴陵泉。

操作：中极直刺，进针1～1.5寸，施提插捻转泻法。气冲直刺或稍向上斜刺,进针 0.5～1 寸,施捻转泻法。丰隆直刺,进针 1～1.5 寸,施提插泻法。阴陵泉、三阴交直刺,进针 1～1.5 寸,施捻转平补平泻法。每天 1 次,7 次为 1 个疗程。

(10)处方十:关元、气海、中极、血海、天枢、三阴交、八髎、肾俞。

操作:针刺用平补平泻法,每次引出强烈针感。留针 30 分钟,每 10 分钟行针 1 次。针刺完毕后可配合以按摩手法在腹部及腰骶部操作,手法以按法、揉法为主,手法要求深透柔和,以患者感觉局部明显温热感为度。治疗自月经来潮前 15 天开始,每天 1 次,12 次为 1 个疗程。

(二)芒针

处方:志室、肾俞、血海、气海、中极、八髎、昆仑、太溪。

操作:针刺八髎时,由上髎进针沿皮平刺至下髎。气海穴透中极穴时,先直刺气海 0.5～1 寸,得气后,将针稍稍退出少许,沿皮透刺中极穴。余穴用常规针法。隔天 1 次,每次留针 0～30 分钟,7～10 次为 1 疗程,疗程间隔 5～7 天。经期暂停。

(三)皮肤针

(1)处方一:肾俞、命门、八髎、关元、气海、中极、足三里、三阴交。

操作:用皮肤针中、重度刺激,每天 1 次,7 次为 1 个疗程,疗程间隔 7 天,于每次月经前 7 天施治。适用于各型不孕症。

(2)处方二:气海、关元、中极、天枢、命门、肾俞、八髎。

操作:用中、重度刺激,下腹部由脐向下至耻骨联合上缘反复叩刺 2～3 行,可加叩横向 3～4 行,重点叩刺气海、关元、中极、天枢穴。腰、骶部可沿督脉及其夹脊穴自上而下海条经脉叩刺 1～2 行,每天施治1次,7 次为 1 个疗程,疗程间隔 7 天,可于每次月经前 7 天左右开始施治。

(四)耳针

(1)处方一:子宫、肾、屏间、脑、卵巢。

操作:穴位常规消毒,用中等刺激,留针 20 分钟,每天 1 次,10 次为 1 个疗程,或用锨针耳内埋入法、压豆法,亦可用耳穴磁疗法。适用于本病各型。

(2)处方二:内分泌、肾、子宫、皮质下、卵巢。

操作:穴位严格消毒,毫针刺,用中等刺激,每天 1 次,每次 2～3 穴,10 次为 1 个疗程。亦可用锨针耳内埋入法。

(3)处方三:子宫、脑点、腹、皮质下、肝、肾。

操作:先用 75％酒精在穴位上消毒,用 28 号毫针刺激,留针 20～30 分钟,留针期间捻针刺激 1～2 次,每天或隔天 1 次,10 次为 1 个疗程。

(4)处方四:内分泌、肾、子宫、卵巢。

操作:毫针刺,经期第 12 天开始治疗,连续 3 天,中等刺激,留针 30 分钟,每天 1 次。

(5)处方五:子宫、卵巢、肾、肝、内分泌、皮质下。

操作:每次选用 2～4 穴,或两耳交替。毫针刺法在月经周期第 12 天开始,连续 3 天,中等刺激,留针 30 分钟,每天 1 次。

(6)处方六:子宫、肾、卵巢。肝郁加肝,痰湿加内分泌。

操作:毫针中等刺激,每天 1 次,10 次为 1 个疗程,亦可用耳穴埋针治疗。

(五)三棱针

处方:主穴曲泽、腰俞,配穴阴陵泉、委阳。

操作:用三棱针点刺放血,若出血量少,可配合针刺后拔罐。主要用于血瘀型不孕。

(六)皮内针

处方:肾俞配关元,志室配中极,气海配血海,三阴交配足三里。

操作:每次取 1 组穴,局部常规消毒后,用皮内针平刺入皮肤 0.5～1.2 cm,用小块胶布固定针柄,埋针时间为 2～3 天,7 次为 1 个疗程,疗程间隔 5～7 天。

(七)穴位注射

(1)处方一:肾俞、气海、关元、天枢、归来、子宫、足三里、三阴交。

操作:每次取 2～3 穴,每穴注入 5％当归注射液或胎盘组织液 0.5～1 mL,隔天 1 次,10 次为 1 个疗程,经期暂停。适用于各型不孕症。

(2)处方二:肾俞、关元、天枢、归来、三阴交、足三里。

操作:每次只取 2～3 个穴,上穴轮换使用,用 5％当归注射液或胎盘组织液,每穴注入 0.5～1 mL,隔天 1 次,10 次为 1 个疗程,经期暂停。

(3)处方三:子宫,次髎、肾俞、关元、曲骨、足三里、三阴交、然谷。

操作:用胎盘组织液 2 mL 或绒毛膜促性腺激素或当归注射液,每次选 3～4 穴,每穴注入 0.5～1 mL,治疗从经期第 10 天开始,每天 1 次,连续 5 天。

(4)处方四:中极、大赫、三阴交、地机。

操作:每次选用 2 穴,或选用胎盘注射液、当归注射液、绒毛膜促性腺激素等,每穴注入药液 1～2 mL,治疗从月经周期第 12 天开始,每天 1 次,连续 5 次。

(八)电针法

处方:关元、天枢、中极、曲骨、血海、三阴交。

操作:每次取 3～4 个穴,针刺得气以后接通电 G-6805 电针仪,使用连续波中等刺激,每次治疗20～30 分钟,每天或隔天 1 次,10 次为 1 个疗程,经期暂停。

(九)激光照射法

(1)处方一:关元、气海、水道、子宫。

操作:月经后 3～5 天,用氦-氖激光仪照射上穴,每穴 5 分钟,每天 1 次。适用于无排卵性不孕症。

(2)处方二:子宫、八髎。

操作:用 CO_2 激光扩束(功率密度 300 mW/cm^2)照射穴位,每天 1 次,每穴10 分钟。

(十)穴位埋线法

处方:三阴交。

操作:穴位常规消毒后,以注射用针头为套管,1.5 寸毫针剪去针尖为针芯,套入长度为0.2 cm的 4 号羊肠线。针刺适当深度后,行轻度提插捻转手法至患者自觉局部有酸、麻、重、胀感,然后边推针芯边退针将羊肠线埋于穴位内。15 天治疗 1 次,3 次为 1 个疗程。

(十一)灸法

(1)处方一:神阙、关元、石关、子宫。

操作:以直接无疤痕灸,每穴 25～50 壮,或隔附子饼灸 7～9 壮,每天 1 次,15 次为 1 个疗程。

(2)处方二:神阙、关元、足三里、三阴交、中极。

操作:每次选腹部、下肢各 1 穴,神阙用隔盐灸,余穴用隔附片发泡灸。每月经周期治疗1 次,治疗时间在经期第 12 天左右为宜。平时用艾条温和灸气海或中极 15～20 分钟,隔天 1 次。

(3)处方三:关元、中极、神阙、子宫、肾俞、命门、脾俞、足三里、三阴交。

操作:每次取 4～5 穴,每穴用艾条温和灸 10 分钟,每天 1 次,10 次为 1 个疗程;适用于各型不孕症。

(4)处方四:关元、中极、子宫、神阙、命门、肾俞、血海、三阴交。

操作:每次取 3～4 穴,每穴用中号艾炷隔姜施灸 5～7 壮,隔天 1 次,7 次为1 个疗程,疗程间隔 7 天。适用于肾阳虚型不孕症。

(十二)温针法

处方:关元、中极、肾俞、命门、足三里、三阴交。

操作:先用毫针刺入穴位,得气以后,用1寸长艾条插在针柄上,点燃,使针体温热,待艾条燃尽,再留针10分钟左右,每天1次,10次为1个疗程,疗程间隔5～7天。

(十三)磁疗法

处方:耳穴有子宫、脑点、内分泌、肝、肾。

操作:先用毫针刺入耳穴,然后在针柄上贴小磁片,每次留针30分钟左右,双耳交替施治,每天1次,10～15次为1个疗程。

五、推拿治疗

(1)处方一:关元、子宫、气海、胞门、三阴交、次髎为主穴,配合背部膀胱经第一侧线。

操作:先用禅推法分别施治于关元、中极、子宫、气海、胞门、子户穴,每穴约2分钟,然后按揉双侧三阴交穴2分钟,再用小鱼际擦次髎穴,以透热为度,最后用小鱼际擦背部膀胱经第一侧线5～8遍。肾虚不孕者,加按揉命门、肾俞、照海,每穴2分钟;肝郁不孕者,加按揉蠡沟、太冲穴,每穴2分钟;痰湿不孕者,加按揉脾俞、丰隆、足三里穴,每穴2分钟;血瘀不孕者,加掌摩腹部约5分钟,然后按揉血海穴约2分钟。

(2)处方二:关元、气海、曲骨、中极、肾俞、命门、然谷、太溪、腰眼、阳谷。

操作:首先患者仰卧位,医师施摩法于小腹部,以小腹部微热为宜,时间约10分钟。再按揉关元、气海、曲骨、中极各1分钟,以酸胀为度。然后患者取俯卧位,医师施四指推法、㨰法于腰部,重点在肾俞与命门穴,时间约5分钟。接着擦腰骶部,透热为度。最后点按气海、然谷、太溪、腰眼、阳谷穴2分钟,振百会穴。

第六节 胎 位 不 正

胎位不正是指妊娠30周后,胎儿在子宫内的位置不正,又称胎位异常。正常胎位为枕前位,即胎头向下、后枕部向前,除此之外均为异常胎位,如臀位、横位、斜位等。本病是引起难产的一个重要因素,应及时治疗,以保证临产时的母婴安全。

中医学根据异常胎位的不同情况,有多种名称,如足位称倒生、逆生,臀位称坐生、坐臀生等。

一、病因病机

本病原因复杂,可能与子宫腔大或子宫畸形、骨盆狭窄、羊水过多、腹壁松弛、胎儿因素等有关。中医认为本病由孕妇、胎儿两方面原因所致。

(一)气血虚弱

孕妇素体虚弱,或脾虚气血不足,胞中胎儿亦弱,无力转头向下,而致胎位异常。

(二)气机郁滞

孕妇孕期多食,胞中胎儿过大,胎头下移受限;或情志不畅,气机受阻,而致胎位不正。

二、辨证

证候:妊娠 30 周后发生胎位不正,对孕妇来说并无自觉症状,经产前检查方能明确诊断。若气血虚弱者,可兼见气短,神疲乏力,面色不华,食少便溏,舌淡脉弦;气机郁滞者,可兼见精神抑郁,急躁易怒,胸胁胀满,嗳气,苔薄,脉弦。

治法:调理胎位。

三、针灸治疗

(一)刺灸

取穴:至阴。

随症配穴:气血虚弱者,加足三里、血海。气机郁滞者,加太冲、阳陵泉。

刺灸方法:艾条灸至阴,余穴针用平补平泻法。

方义:至阴为足太阳膀胱经之井穴,与肾经相连,胞络者系于肾,灸至阴可调节少阴之气,以矫正胎位。配足三里、血海益气养血。取太冲、阳陵泉疏通气机。

(二)电针

取至阴、足三里,针刺后通脉冲电流,以密波刺激 30 分钟,每天或隔天 1 次。

四、推拿治疗

取穴:膻中、气海、关元、肾俞、命门、腰阳关、三阴交、至阴等。

手法:揉、振、按、点等法。

操作:患者仰卧位,膝关节屈曲,腹部外露以确定胎头位置和胎心位置。先施掌揉法于腹部,然后,一手托住腰部,一手按于腹部施振法,使腹部透热为度。再轻轻按揉膻中、气海、关元、三阴交等穴。患者侧卧位,施掌揉法于肾俞、命门、腰阳关,再点按足三里、三阴交、至阴。患者仰卧位,一手按准胎儿头部,一手按准胎儿臀部,双手同时施振法。可配用妇科外倒转术,使胎位趋于正常。

第七节　子　痫

妊娠期或临产时及新产后,眩晕头痛,突然昏不知人,两目上视,牙关紧闭,四肢抽搐,角弓反张,少顷可醒,醒后复发,甚则昏迷不醒者,称子痫或妊娠痫证,常见于初产妇。如发病前见患者下肢水肿、头痛、眩晕、上腹不适、胸闷恶心等,称子痫先兆。子痫一旦发生,会严重威胁母、胎生命。

本证相当于西医学的重度妊娠高血压综合征。

一、病因病机

本证主要由肝阳上亢、肝风内动,或痰火上扰、蒙蔽清窍所致。

(一)肝风内动

素体阴虚,孕后精血养胎,肾精益亏,肝血愈虚,血不荣筋,肝风内动;或精不养神,心火偏亢,风火相煽,遂发子痫。

(二)痰火上扰

阴虚热盛,灼津成痰,痰热互结;或肝气郁结,气郁痰滞,蕴而化火,痰火交织;或脾虚生湿,聚湿生痰,郁久化热,以致痰火上蒙清窍,神志昏冒。

二、辨证

(一)肝风内动

证候:妊娠晚期,或临产时及新产后,头痛眩晕,突发昏仆,两目上视,牙关紧闭,四肢抽搐,角弓反张,时作时止或久作不省,手足心热,颧赤息粗,舌红或绛,苔无或花剥,脉弦细而数。

治法:平肝熄风,养阴清热。

(二)痰火上扰

证候:妊娠晚期或临产时及新产后,头痛胸闷,突然昏仆,两目上视,牙关紧闭,口流涎沫,面浮肢肿,息粗痰鸣,四肢抽搐,角弓反张,时作时止,舌红,苔黄腻,脉弦滑而数。

治法:清热开窍,豁痰熄风。

三、针灸治疗

(一)刺灸

1.肝风内动

取穴:太冲、三阴交、太溪、风池、百会。

随症配穴:昏仆不醒者,加水沟、涌泉。牙关紧闭者,加下关、颊车。四肢抽搐者,加阳陵泉。

刺灸方法:针用补泻兼施法。

方义:太冲平肝熄风。三阴交、太溪育阴潜阳,配风池可养阴清热息风。百会醒神开窍。

2.痰火上扰

取穴:百会、劳宫、丰隆、中脘、行间。

随症配穴:痰涎盛者,加天突、上脘。昏仆不醒、牙关紧闭、四肢抽搐者,配穴同"肝风内动"型。

刺灸方法:针用补泻兼施法。

方义:百会、劳宫清热开窍,安神镇惊。丰隆、中脘清热化痰,配行间可泄热熄风。

(二)耳针

取肝、肾、神门、交感、皮质下、枕,每次选 2～4 穴,毫针中度刺激,每天 1～3 次。

四、推拿治疗

(一)基本治法

取穴:水沟、涌泉、风池、百会、合谷、三阴交、足三里、丰隆等。

手法:掐、按、揉、拿等法。

操作:发作时令患者仰卧位,掐水沟、涌泉直至苏醒。苏醒后令患者坐位,五指拿法从头顶拿至风池数次,按揉风池、百会、曲池、合谷、神门、三阴交、太溪、足三里、丰隆等穴。

(二)辨证加减

肝风内动者,加按揉肾俞、太冲、行间,擦涌泉。痰火上扰者,加摩腹,按揉中脘、膻中、章门、期门、肝俞、脾俞、胃俞、内关,头颞侧扫散法。血压高或不稳定者,推双侧桥弓 10～20 次。

第八节　产后缺乳

产妇在哺乳期乳汁分泌量少或乳汁全无,称为产后缺乳,亦称产后乳不下、产后乳不足。本证可出现在产后及整个哺乳期。如哺乳期由于再度妊娠而无乳或妇人先天无乳,皆不能作产后缺乳论。

本证相当于西医学中由于内分泌障碍、营养不良及精神因素导致的产后乳汁分泌过少或无乳。

一、病因病机

本证多因身体虚弱、气血生化之源不足,或因肝郁气滞、乳汁运行受阻所致。

(一)气血亏虚

素体脾胃虚弱,或分娩失血耗气,或孕期产后调摄失宜,或产后思虑过度伤脾,气血生化之源不足,导致乳汁缺乏。

(二)肝气郁滞

产后情志抑郁,肝失条达,气机不畅,经脉壅滞,乳汁运行受阻,发为缺乳。

二、辨证

(一)气血亏虚

证候:产后乳少或全无,乳汁清稀,乳房柔软无胀感,面色少华,唇爪苍白,神疲食少,舌淡,脉细弱。

治法:益气补血通乳。

(二)肝气郁滞

证候:产后乳汁甚少或全无,乳汁稠,乳房胀满而痛,情志抑郁,胸胁胀痛,食欲减退,舌暗红或尖边红,苔薄黄,脉弦细或弦数。

治法:疏肝解郁下乳。

三、针灸治疗

(一)刺灸

1.气血亏虚

取穴:乳根、膻中、脾俞、足三里、少泽。

随症配穴:食少便溏者,加天枢、中脘。血虚甚者,加膈俞、三阴交。

刺灸方法:针用补法,可加灸。

方义:乳房为阳明所过,取乳根可疏通阳明经气而催乳。气会膻中益气调气,以助催乳。脾俞、足三里健运脾胃,益气补血。少泽为催乳效穴。

2.肝气郁滞

取穴:膻中、乳根、内关、太冲、少泽。

随症配穴:胸胁胀满者,加肝俞、期门。乳房胀满而痛者,加合谷、梁丘。

刺灸方法:针用泻法,可加灸。

方义:膻中、乳根调气通络催乳。内关与太冲分属手足厥阴经,可疏肝解郁、理气通络。少泽为通乳效穴。

(二)耳针

取胸、内分泌、交感、肝、脾、肾,每次选2～4穴,毫针中度刺激,留针15～20分钟,隔天或每天1次。

(三)艾灸

取膻中、乳根,以艾条温和灸10～20分钟,每天2次。

(四)穴位注射

取膻中、乳根、肝俞、合谷,用0.5%普鲁卡因20 mL加入维生素B_1 100 mg,每穴注射3～5 mL,每天2次,3天为1个疗程。

(五)皮肤针

扣打肺俞至三焦俞、天宗、膻中、乳房周围,根据证候虚实分别给予轻、重刺激。

四、推拿治疗

(一)基本治法

取穴:膻中、乳根、天宗、厥阴俞、膏肓、足三里、太冲、合谷、少泽等。

手法：一指禅推、按、揉、推、抹、掐等法。

操作：患者仰卧位，一指禅推膻中、乳根，在患者胸部乳房周围轻轻按揉数次，沿乳腺分布由乳根向乳头推抹。按揉足三里、太冲，以酸胀为度。

患者俯卧位，按揉天宗、厥阴俞、膏肓、合谷，掐少泽。

(二)辨证加减

气血亏虚者，加一指禅推中脘、气海、膈俞、足三里；横擦脾俞、胃俞，透热为度。肝气郁滞者，加一指禅推章门、期门，按揉内关、肝俞，斜擦两胁。

第六章

临床常见病的康复治疗

第一节 脑 卒 中

脑卒中是一组急性脑血管病的总称,包括缺血性的脑血栓形成、脑栓塞、腔隙性脑梗死和脑出血和蛛网膜下腔出血。其常见的病因为高血压、动脉硬化、心脏病、血液成分及血液流变学改变、先天性血管病等。脑卒中是我国的多发病,死亡率和致残率高。幸存者中70%～80%残留有不同程度的残疾,近一半患者生活不能自理,为此,开展脑卒中康复,改善患者的功能,提高其生活自理能力和生活质量,使其最大限度地回归社会具有重要的意义。虽然不同类型的脑卒中患者的临床特点、药物治疗等有所不同,但针对其各种障碍所进行的康复治疗措施大致相同,故通常把这些急性脑血管病的康复统称为脑卒中康复。

一、主要障碍

脑卒中患者可出现各种各样的障碍,包括以下几种。

(一)身体功能和结构方面

1.脑卒中直接引起的障碍

运动障碍(如瘫痪、不随意运动、肌张力异常、协调运动异常、平衡功能障碍等);感觉障碍;言语障碍(失语症及构音障碍);失认症和失用症;智力和精神障碍;二便障碍,吞咽功能障碍,偏盲及意识障碍等。

2.病后处理不当而继发的障碍

废用综合征是患者较长时间卧床、活动量不足引起的。如局部活动减少引起的褥疮、肺部感染、关节挛缩、肌肉萎缩、肌力及肌耐力下降、骨质疏松、深静脉血栓等;全身活动减少引起的心肺功能下降,易疲劳,食欲减退及便秘等;卧位低重心引起的直立性低血压、血液浓缩等；感觉运动刺激不足引起的智力下降、反应迟钝、自主神经不稳定、平衡及协调功能下降等。

误用及过用综合征是病后治疗或自主活动方法不当引起的。如肌肉及韧带损伤、骨折、异位骨化、肩痛及髋关节痛、肩关节半脱位、肩手综合征、膝过伸、痉挛加重、异常痉挛模式加重（优势肌和非优势肌的肌张力不平衡加剧）、异常步态及足内翻加重与习惯化等。

3.伴发障碍

营养不良、伴发病（如肌肉骨关节疾病、心肺疾病等）引起的障碍。

(二)活动能力方面

因存在上述功能障碍，患者多不同程度地丧失了生活自理、交流等能力。

(三)社会参与方面

因存在上述障碍，限制或阻碍了患者参与家庭和社会活动，降低了生活质量。

二、康复评定

脑卒中康复评定的目的是确定患者的障碍类型及程度，以便拟定治疗目标、治疗方案，确定治疗效果及进行预后预测等。脑卒中急性期和恢复早期患者病情变化较快，评定次数应适当增加，恢复后期可适当减少。全面评定之间应视情况多次进行简便的针对性单项评定。

(一)功能评定

瘫痪评定常采用 Brunnstrom 评测法及 Fugl-Meyer 评测法，肌张力评定多采用改良的 Ashworth 评定法。失语症评定可采用波士顿诊断性失语检查（Boston diagnostic aphasia examination，BDAE）、西方失语成套测验（western aphasia battery，WAB）、汉语失语成套测验（aphasia battery of Chinese，ABC）。构音障碍评定可采用 Frenchay 构音障碍评定。吞咽障碍评定可采用饮水试验、咽唾液试验及视频荧光造影检查。失认症和失用症评定尚无成熟的成套测验方法，多采用单项评定，如 Albert 试验、线性二等分试验、空心十字试验等。意识障碍评定多采用 Glasgow 昏迷评分。智力评定常采用简明精神状态检查（mini mental status examination，MMSE）。抑郁评定可采用美国流行病学调查中心的抑郁量表（center of epidemiological survey-depression Scale，CES-D）。

(二)活动能力评定

多采用 Barthel 指数（Barthel index of ADL）和功能独立性评定（unctional

independence measure，FIM）。

（三）社会参与评定

可采用生活满意度或生活质量评定，如简明健康调查量表（SF-36）。

（四）影响康复和预后的因素评定

如伴发病、社会背景、环境及资源、脑卒中和冠心病危险因素等。

三、康复措施

脑卒中康复的目标是通过以运动疗法、作业疗法为主的综合措施，最大限度地促进功能障碍的恢复，防治失用和误用综合征，减轻后遗症；充分强化和发挥残余功能，通过代偿和使用辅助工具等，以争取患者达到生活自理；通过生活环境改造，精神心理再适应等使患者最大限度地回归家庭和社会。

（一）脑卒中康复医疗的原则

（1）脑卒中康复的适应证和禁忌证多是相对的。对于可以完全自然恢复的轻症患者（TIA 和 Rind）一般无需康复治疗，但高龄体弱者在卧床输液期间，有必要进行。些简单的预防性康复治疗（如关节被动活动），以防止出现失用性并发症。对于重度痴呆、植物状态等重症患者，即使强化康复治疗也难以取得什么效果，重点是加强护理，防治并发症。介于两者之间的情况才是康复治疗的适应证。一般认为病情过于严重或不稳定者（如意识障碍、严重的精神症状、病情进展期或生命体征尚未稳定等），或伴有严重合并症或并发症者（如严重感染、急性心肌梗死、重度失代偿性心功能不全、不稳定性心绞痛、急性肾功能不全等），由于不能耐受、配合康复治疗或有可能加重病情等，不宜进行主动性康复训练，但抗痉挛体位、体位变换和关节被动运动等预防性康复手段，只要不影响抢救，所有患者均可进行。一旦这些禁忌证稳定、得到控制或好转，则多又成为主动康复的适应证。

（2）康复医疗是一个从急性期至后遗症期的连续过程，既要注意急性期预防性康复，恢复期促进恢复的康复，又要注意后遗症期的维持和适应性康复。应该充分利用社区资源进行社区康复。

（3）由有经验的、多学科康复组实施康复以确保最佳的康复效果。采用标准化的评价方法和有效的评价工具。采取目标指向性治疗，在充分进行预后预测的基础上，由患者、家属和专业人员共同制订实用可行的家庭和社会复归目标。以证据为基础的干预应以功能目标为基础。

（4）由于脑卒中患者障碍的复杂性及单一治疗效果的局限性，应采用综合的治疗和刺激手段。治疗环境应尽可能与家庭及社区的环境相近。治疗小组成员之间应加强交流与协作，避免脱节与相互矛盾。康复过程由学习和适应构成，宜让患者反复练习难度分级的各种任务，以使其学会（重获）丧失的技能。患者要与环境相互适应，必要时采取适当的补偿策略。应及时纠正心理障碍，激发患者的康复欲望（动机）和康复训练的兴趣等。对患者和家属进行针对性的教育和培训，使家属积极参与康复计划。

（5）康复评价和干预应从急性期开始，一旦患者神志清楚、病情稳定，就应该开始主动性康复训练，以便尽可能地减少废用（包括健侧）。某些误用很难纠正，故早期正确的训练非常重要。应首先着眼于患侧的恢复性训练，防止习得性失用，不宜过早地应用代偿手段。康复训练要达到足够的量才能取得最佳效果，但宜从小量开始，在不引起或加重异常运动反应的前提下，逐渐增加活动量，可采取少量多次的方法，以免患者过度疲劳或引起危险。

（6）进行伴发病和危险因素的管理对确保康复效果和患者生存至关重要。

（二）急性期的康复治疗

急性期在此是指病情尚未稳定的时期。因严重合并症或并发症不能耐受主动康复训练者及因严重精神症状、意识障碍等不能配合康复训练者，康复处理基本同此期。此期应积极处理原发病和合并症，以便尽可能减少脑损伤并尽快地顺利过渡到下一个康复阶段；制订并实施脑卒中危险因素管理计划，预防脑卒中复发。本期康复的目的主要是预防失用性并发症。

（1）保持抗痉挛体位：其目的是预防或减轻以后易出现的痉挛模式。取仰卧位时，头枕枕头，不要有过伸、过屈和侧屈。患肩垫起防止肩后缩，患侧上肢伸展、稍外展，前臂旋后，拇指指向外方。患髋垫起以防止后缩，患腿股外侧垫枕头以防止大腿外旋。本体位是护理上最容易采取的体位，但容易引起紧张性迷路反射及紧张性颈反射所致的异常反射活动，为"应避免的体位"。"推荐体位"是侧卧位：取健侧侧卧位时，头用枕头支撑，不让向后扭转；躯干大致垂直，患侧肩胛带充分前伸，肩屈曲90°～130°，肘和腕伸展，上肢置于前面的枕头上；患侧髋、膝屈曲似踏出一步置于身体前面的枕头上，足不要悬空。取患侧侧卧位时，头部用枕头舒适地支撑，躯干稍后仰，后方垫枕头，避免患肩被直接压于身体下，患侧肩胛带充分前伸，肩屈曲90°～130°，患肘伸展，前臂旋后，手自然地呈背屈位；患髋伸展，膝关节轻度屈曲；健侧上肢置于体上或稍后方，健腿屈曲置于前面的枕头上，注意足底不放任何支撑物，手不握任何物品（图6-1）。

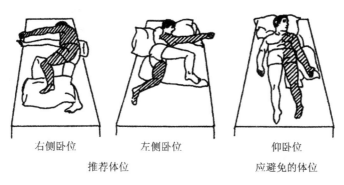

右侧卧位　　　　左侧卧位　　　　　仰卧位

推荐体位　　　　　　　　应避免的体位

图 6-1　抗痉挛体位

（2）体位变换：主要目的是预防褥疮和肺感染，另外由于仰卧位强化伸肌优势，健侧侧卧位强化患侧屈肌优势，患侧侧卧位强化患侧伸肌优势，不断变换体位可使肢体的伸屈肌张力达到平衡，预防痉挛模式出现。一般每 60～120 分钟变换体位一次。

（3）关节被动运动：主要是为了预防关节活动受限（挛缩），另外可能有促进肢体血液循环和增加感觉输入的作用。先从健侧开始，然后参照健侧关节活动范围进行患侧运动。一般按从肢体近端到肢体远端的顺序进行，动作要轻柔缓慢。重点进行肩关节外旋、外展和屈曲，肘关节伸展，腕和手指伸展，髋关节外展和伸展，膝关节伸展，足背屈和外翻。在急性期每天做两次，每次每个关节做 3～5 遍，以后视肌张力情况确定被动运动次数，肌张力越高被动关节运动次数应越多。较长时间卧床者尤其要注意做此项活动。

（4）饮食管理：有意识障碍和吞咽障碍者经口进食易发生吸入性肺炎，通常需靠静脉补充营养，如 3 天后仍不能安全足量地经口进食，可鼻饲营养。另外要加强口腔护理。

（5）二便管理：此期患者易出现尿潴留、失禁及便秘，必要时可予导尿，应用开塞露、缓泻剂等。注意预防泌尿系感染和褥疮。

（6）加强呼吸管理，防治呼吸系统并发症；预防静脉血栓、褥疮等。

（7）对家属进行脑卒中及其护理和康复知识的宣教和培训。

由于翻身和关节被动运动只能预防褥疮、肺炎和关节挛缩，并不能预防失用性肌萎缩等其他失用，也没有明显促进功能恢复的作用，所以要尽早地开始下一阶段的主动训练。

（三）恢复期的康复治疗

恢复期是指病情已稳定，功能开始恢复的时期。一般而言，患者意识清楚、生命体征稳定且无进行性加重表现后 1~2 天,就应该开始主动性康复训练。在不伴有意识障碍的轻症脑卒中,病后第 2 天就可在严密观察下开始主动训练,但开始活动量要小。由于蛛网膜下腔出血和脑栓塞近期再发的可能性大,在未行手术治疗的蛛网膜下腔出血患者,要观察 1 个月左右才谨慎地开始康复训练。在脑栓塞患者康复训练前如查明栓子来源并给予相应处理,应在向患者及家属交代有关事项后再开始训练比较稳妥。

主动性康复训练应遵循瘫痪恢复的规律,先从躯干、肩胛带和骨盆带开始,按坐位、站位和步行,以及肢体近端至远端的顺序进行。一般把多种训练在一天内交替进行,有所偏重。此期要应用各种偏瘫康复技术促进功能的恢复。关于患侧肢体训练,在软瘫期要设法促进肌张力和主动运动的出现;在出现明显痉挛后要降低痉挛,促进分离运动的恢复,改善运动的速度、精细程度和耐力等。要注意非瘫痪侧肌力维持和强化。

1.床上翻身训练

这是最基本的躯干功能训练之一。患者双手手指交叉在一起,患侧拇指在上,双上肢腕肘伸展("Bobath 握手",见图 6-2),先练习前方上举,并练习伸向侧方。在翻身时,交叉的双手伸向翻身侧,头和躯干翻转,至侧卧位,然后返回仰卧位,再向另一侧翻身。每天进行多次,必要时训练者给予帮助或利用床栏练习。注意翻身时头一定要先转向同侧。向患侧翻身较容易,很快就可独立完成。

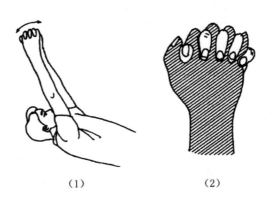

（1） （2）

图 6-2　脑卒中早期上肢训练 Bobath 握手

(1)健肢带动患肢作肩的屈伸和左右旋转,便于移动身体重心,进行体位转移和平衡训练;(2)双手十指交叉,病侧阴影部分拇指压在健侧拇指上方

2.桥式运动

目的是训练腰背肌群和伸髋的臀大肌,为站立做准备。患者取仰卧位,双腿

屈曲,足踏床,慢慢地抬起臀部,维持一段时间后慢慢放下(双桥式运动);在患者能较容易地完成双桥式运动后,让患者悬空健腿,仅患腿屈曲,足踏床抬臀(单桥式运动),见图6-3。如能很好地完成本动作,那么就可有效地防止站位时因髋关节不能充分伸展而出现的臀部后突。训练早期多需训练者帮助固定下肢并叩打以刺激臀大肌收缩。

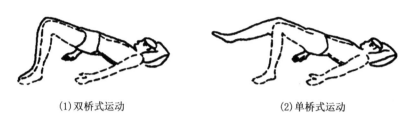

(1)双桥式运动　　　　　　　　　　　　(2)单桥式运动

图6-3　桥式运动

3.坐位训练

坐位是患者最容易完成的动作之一,也是预防直立性低血压、站立、行走和一些日常生活活动所必需的。在上述训练开始的同时就应进行。

由于老年人和较长时间卧床者易出现直立性低血压,故在首次取坐位时,不宜马上取直立(90°)坐位。可用起立平台或靠背架,依次取30°、45°、60°、80°坐位(或平台直立位),如前一种体位能坚持30分钟且无明显直立性低血压表现,可过渡到下一项,如已能取80°坐位30分钟,则以后取坐位和站位时可不考虑直立性低血压问题。理论上应避免床上半坐位,以免强化下肢伸肌优势。

坐位训练包括坐位平衡训练和耐力训练。在平衡训练的同时耐力也随之得以改善。进行坐位训练时,要求患者双足踏地或踏在支持台上,这对预防足内翻非常必要。另外,一定要在无支撑或无扶助下练习,否则难以取得好的效果。

静态平衡训练要求患者取无支撑下床边或椅子上静坐位,髋关节、膝关节和踝关节均屈曲90°,足踏地或支持台,双足分开约一脚宽,双手置于膝上。训练者协助患者调整躯干和头至中间位,当感到双手已不再用力时松开双手,此时患者可保持该位置数秒,然后慢慢地倒向一侧。随后训练者要求患者自己调整身体至原位,必要时给予帮助。静态坐位平衡在大多数患者很快就可完成,然后让患者双手手指交叉在一起,伸向前、后、左、右、上和下方并伴有重心相应地移动,此称为自动态坐位平衡训练。当患者在受到突然的推拉外力仍能保持平衡时(被动态平衡),就可认为已完成坐位平衡训练。此后坐位训练主要是耐力训练。在坐位训练的同时,要练习坐位和卧位的转换训练。从健侧坐起时,先向健侧翻身,健侧上肢屈曲置于身体下,双腿远端垂于床边后,头向患侧(上方)侧屈,健侧上肢支撑慢慢坐起。从患侧坐起时稍困难些,也要用健侧上肢支撑坐起,不过要求躯干有较大的旋转至半俯卧位。由坐位到卧位的动作相反。

4.站位训练

一般在进行自动态坐位平衡训练的同时开始站位训练。对一般情况较差、早期进行此训练有困难者,可先站起立平台;躯干功能较好、下肢功能较差者可用长下肢支具。也可利用部分减重支持装置进行站位平衡训练。

起立训练要求患者双足分开约一脚宽,双手手指交叉,上肢前伸,双腿均匀持重,慢慢站起。此时训练者坐在患者前面,用双膝支撑患者的患侧膝部,双手置于患者臀部两侧帮助患者重心前移,伸展髋关节并挺直躯干。坐下时动作相反。要注意防止仅用健腿支撑站起的现象。

静态站位平衡训练是在患者站起后,让患者松开双手,上肢垂于体侧,训练者逐渐除去支撑,让患者保持站位。注意站位时不能有膝过伸。患者能独自保持静态站位后,让患者重心逐渐移向患侧,训练患腿的持重能力。同时让患者双手交叉的上肢(或仅用健侧上肢)伸向各个方向,并伴随躯干(重心)相应地摆动,训练自动态站位平衡。如在受到突发外力的推拉时仍能保持平衡,说明已达到被动态站位平衡。患者可独立站立片刻后就可练习床椅转移。

5.步行训练

一般在患者达到自动态站位平衡、患腿持重达体重的一半以上,并可向前迈步时才开始步行训练。但由于老年人易出现废用综合征,有的患者靠静态站立持重改善缓慢,故某些患者步行训练可适当提早进行,必要时使用下肢支具。不过步行训练量早期要小,以不致使患者过度费力而出现足内翻和尖足畸形并加重全身痉挛为度。对多数患者而言,不宜过早地使用手杖,以免影响患侧训练。

在步行训练前,先练习双腿交替前后迈步和重心的转移。多数患者不必经过平行杠内步行训练期,可直接进行监视下或少许扶持下步行训练。步行训练早期常有膝过伸和膝打软(膝突然屈曲)现象,应进行针对性的膝控制训练。如出现患侧骨盆上提的划圈步态,说明膝屈曲和踝背屈差。在可独立步行后,进一步练习上下楼梯(健腿先上,患腿先下)、走直线、绕圈、跨越障碍、上下斜坡及实际生活环境下的实用步行训练。

近年提倡利用部分减重支持装置提早进行步行训练,认为在步行能力和行走速度恢复方面均有较好的效果。

6.作业治疗

一般在患者能取坐位姿势后开始。内容包括:①日常生活活动能力训练:如吃饭、个人卫生、穿衣、移动、洗澡及家务活动等,掌握一定的技巧,单手多可完成。必要时可应用生活辅助具,如粗柄勺子、带套圈的筷子、有吸盘固定且把手加长的指甲刀、穿袜器、四脚手杖和助行器等。从训练的角度出发,应尽量使用患手。②工艺活动:如用斜面磨砂板训练上肢粗大的运动,用编织、剪纸等训练两手的协同操作,用垒积木、书写、拧螺丝、拾小物品等训练患手的精细活动。经过一段时间的训练后,如预测瘫痪的利手恢复差,应开始利手转换训练。在患手达一定功能的慢性(发病 6 个月以上)脑卒中患者可试用强制性使用运动疗法,部分患者可取得明显效果。

7.物理治疗和针灸治疗

功能性电刺激、生物反馈及针灸治疗等对增加感觉输入、促进功能恢复与运动控制等有一定的作用。

8.对失语、构音障碍、认知功能障碍等也需进行针对性训练

结合患者情况应尽早实施出院计划。在患者出院前,可先回家住几天,以适应家庭环境,发现问题并给予相应的指导和训练。为使患者适应社会环境,出院前可带患者集体购物、参加社区活动等。

(四)后遗症期康复治疗

后遗症期是患者功能恢复已达平台期,但通过技巧学习、使用辅助器具及与环境相互适应等仍可有一定的能力恢复的时期。经积极训练一般在发病 3～6 个月后进入后遗症期,对于早期活动少或较长时间卧床者,运动功能恢复可持续更长的时间。此期患者的运动耐力和日常生活活动能力仍可进一步提高。

在此期出院回家的患者,由于活动空间限制、家属照顾过多或无暇顾及、患者主动性差等原因,在老年人和移动能力较差者易出现功能和能力的退化,甚至造成卧床不起,故参照原先的训练进行维持性训练是非常必要的。即使那些经训练仍不能恢复步行者,也至少应每天练习翻身和坐位,甚至是被动的坐位,这种最低限度的活动可明显地减少褥疮、肺炎等并发症,减少护理工作量。相当一部分患者可通过上下楼梯、远距离步行等,使运动耐力不断提高,活动空间不断扩大,活动种类逐渐增多,生活质量得以提高。但要注意,所有的活动均要在安全的前提下进行,活动量也应逐渐增加,不可冒进。

对不能适应原来生活环境的患者,可进行必要的环境改造,如尽量住平房或楼房底层,去除门槛,台阶改为坡道或两侧安装扶手,厕所改为坐式并加扶手,地

面不宜太滑或太粗糙,所有用品要方便取放和使用等。

患者要定期到医院或社区康复机构接受再评价和指导,并力争恢复一定的工作。

四、常见合并症与并发症的处理

(一)痉挛

痉挛是上运动神经元损伤后特征性表现,在偏瘫侧肌肉均有不同程度的痉挛,优势肌更明显。痉挛有两重性,其有限制关节运动,影响运动模式、运动速度、精细活动和日常生活活动能力,引起挛缩、关节畸形和疼痛不适,不利于清洁护理等不利影响;但在某些患者可能起到有利于循环、下肢支撑及保持某种姿势的作用。因降低痉挛不一定都有利于功能改善,有时甚至有害,故在进行治疗之前,首先应明确治疗的必要性和目的。可先用2%利多卡因进行肌肉浸润或神经阻滞,或进行局部缺血试验(在患侧肢体近端加一个能充气的血压计袖带,充气加压至收缩压以上,持续20～25分钟),待痉挛减轻或消失后10分钟内观察运动功能和日常生活能力有无改善,确定去除痉挛是否有利于功能与能力的改善。

肌肉痉挛的处理主要有以下几个方面。

(1)去除加重痉挛的诱因:①伤害性刺激:尿道感染、褥疮、深静脉血栓、疼痛、膀胱过充盈、骨折、内生脚指甲等;②精神紧张因素(如焦虑、抑郁);③过度用力、疲劳等。

(2)运动疗法与物理疗法:姿势控制:它是利用中枢神经受损后得以活化的各种姿势反射(紧张性反射)来抑制某些肌群肌张力增加,如各种抗痉挛体位。其效果尚难确定。①肌牵张:任何使痉挛肌受到持续牵张的活动或姿势均可使相应的肌肉肌张力降低。不过其效果短暂,有无积累效果尚难肯定。牵拉可采取主动运动、被动运动、特定姿势及器具(起立平台、支架夹板等)。②冷疗等物理疗法:应用冰袋冷敷或把患肢置于冰水中25～30分钟,可以减轻痉挛,但效果短暂。热疗、水疗及震动也有一定的短暂降低肌痉挛的作用。③肌电生物反馈与功能性电刺激:效果尚不肯定。

(3)口服药物:丹曲林钠、地西泮(安定)、巴氯芬(力奥来素)等可用于脑卒中后痉挛的治疗,但效果不理想,不良反应大。

(4)局部用药物。①苯酚(石炭酸):石炭酸是一种神经崩解剂,贴近周围神经注射后能减少传递至肌肉的神经冲动,从而减轻痉挛。其疗效可持续数月至数年。不良反应有感觉迟钝、丧失及无力。多采用运动点阻滞。②A型肉毒杆菌毒素：A型肉毒杆菌毒素系肉毒杆菌产生的一种大分子蛋白毒素；把A型肉毒素直接注入靶肌肉后，其在肌肉内弥散，可迅速地与神经肌肉接头处的胆碱能突触前膜受体结合，不可逆地阻滞神经突触兴奋时的钙离子内流，使乙酰胆碱介质释放障碍，从而引起较持久的肌肉松弛。注射后数天起效，作用可持续 2～3 个月，可反复使用。一般采用多点肌肉浸润注射。先从小量开始，小肌肉2.5～100 U，大肌肉 20～200 U。通常每次剂量不超过 80～120 U，1 个月总剂量不超过 200～290 U，成人总量有人已用到 300～400 U。不良反应有局部疼痛和血肿等，但多半轻微而短暂。③酒精：用于已丧失功能且因痉挛严重而影响护理及清洁者。因可引起神经持久的损伤，很少采用。

（5）外科方法：主要用于非手术疗法无效的尖足内翻畸形的矫治，一般用于病后 2 年以上的患者。

（二）吞咽功能障碍

吞咽功能障碍是脑卒中常见的并发症之一，其发生率高达 16％～60.4％，可造成水和其他营养成分摄入不足，易出现咽下性肺炎，甚至窒息，即使为轻度，对饮食生活的乐趣、发音清晰的交流等也有不利影响。吞咽功能障碍主要见于延髓性麻痹和假性延髓性麻痹，单侧皮质脑干束受损者也可出现一过性的吞咽功能障碍。

正常的吞咽过程可分为三期。口腔期（由口腔至咽入口处）为随意运动；咽期（由口咽到食管入口处）为反射运动；食管期（由食管入口至胃）为蠕动运动。脑卒中患者为口腔期和咽期障碍。因口唇、颊肌、咀嚼肌、舌及软腭等麻痹，食物从口唇流出，不能被充分咀嚼和搅拌，不能保存在固有口腔并形成食团，舌不能充分上举，口腔内压不能充分升高，食团向咽部移动困难，食管入口处诸肌运动障碍，造成入口开大不全等阻碍食物进入食管。咽反射差、软腭上抬及喉头上抬不良等导致食物逆流入鼻腔或误入气管。

对疑有吞咽障碍者重点检查三叉神经、面神经、舌咽神经、迷走神经及舌下神经有无障碍。在临床上可通过饮水试验和咽唾沫试验进行简单筛选。因30％～40％的吞咽障碍患者无呛咳，故必要时可行视频荧光造影检查。

在意识障碍者，先采用非经口摄取营养的方法，同时预防颈部的伸展位挛缩。一旦意识清楚且病情稳定，能服从指示，可进行相应的检查，判断有无吞咽功能障碍。

吞咽功能障碍的处理主要有以下几个方面。

1.间接的吞咽训练

患者意识清楚,可取坐位者,即可开始本训练。

(1)基础训练:口腔颜面肌及颈部屈肌的肌力强化,颈部及下颌关节活动度训练,改善运动及降低全身肌肉痉挛的训练。

(2)改善咽反射的训练:用冷冻的湿棉签等反复刺激软腭及咽后壁。

(3)闭锁声门练习:患者双手压在桌子上或墙壁上的同时,训练大声发"啊"。训练随意地闭合声带,可有效地防止误咽。

(4)声门上吞咽:包括让患者充分吸气、憋住、咽唾液,其后呼气,最后咳嗽等一连串训练。这是利用停止呼吸时声门闭锁的原理,最后咳嗽是为了排出喉头周围残存的食物。适用于咽下过程中引起误咽的患者。

2.进食训练

一般在患者神志清楚、病情稳定、有咽反射,并可随意充分地咳嗽后就可练习进食。

(1)进食的体位:躯干后倾位误咽少,程度轻,故刚开始练习进食时,以躯干后倾轻度颈前屈位进食为好。在偏瘫者,健侧在下的侧卧位,颈部稍前屈易引起咽反射,多可减少误咽。另外,颈部向患侧旋转可减少梨状隐窝残留食物。

(2)阶段性进食训练:选择训练用食物要考虑到食物形态、黏度、表面光滑度、湿度、流动性、需咀嚼程度、营养成分含量及患者的喜好等。液状食物易于在口腔移动,但对咽刺激弱,易出现误咽;固态食物需充分咀嚼、搅拌,不易移至咽部,易加重口腔期障碍,但易于刺激咽反射,误咽少。既容易在口腔内移动又不易出现误咽的是均质胶冻状样或糊状食物,如蛋羹、面糊、果冻等。一般选用上述种类的食物进行训练,逐渐过渡到普食和水。

一口进食量以1小汤匙为宜,进食速度不宜过快,每进食一小食团后,要反复吞咽数次,应注意酸性和含脂肪多的食物吸入易发生肺炎。

应定时进行口腔护理,防止食物残渣存留,保持口腔卫生。误咽唾液也是常见的吸入性肺炎的原因。为防止食管反流误吸,在餐后应保持数十分钟坐位。吞咽功能障碍者摄入不足,早期易出现水、电解质紊乱,以后逐渐出现低蛋白等营养不良表现,应密切观察患者的营养状况。对摄入不足者应通过鼻饲等补充。

吞咽功能障碍经1个月左右的训练,90%以上可经口进普食。肺部感染和窒息是其常见的死亡原因。

3.低频脉冲电治疗

低频脉冲电治疗有助于维持或增强吞咽相关肌肉的肌力,改善吞咽功能。

(三)肩关节半脱位

肩关节半脱位在上肢呈弛缓性瘫痪时发生率很高,如在卒中患者中发生率为 $23\%\sim60\%$,而我们统计约为 78.3% ,高于国外报道,这与我国有许多患者未进行早期康复有关。

1.特征表现

(1)肩胛带下降,肩关节腔向下倾斜,严重时在肩峰与上肢肱骨之间可出现凹陷,轻者可用触诊方法触及凹陷。

(2)肩胛骨下角的位置比健侧低。

(3)病侧呈翼状肩。

2.病因

肩关节天生就不稳定,有很大的活动度,以利于手和手指进行技巧性活动。与髋关节相比,其关节盂相对较浅,2/3 的肱骨头位于关节盂外。肩关节周围肌肉弥补了肩关节的不稳定性。正常情况下,肩胛骨关节盂朝向上、前及外侧。向上倾斜的关节盂在预防向下脱位中起着重要作用,因为肱骨头向下移位时必须先向外侧移动。臂处于内收位,关节囊上部及喙肱韧带紧张,被动地阻止了肱骨头的侧向移动,也就防止了向下脱位,这被称为"肩关节的锁定机制"。当肱骨外展时,该锁定机制不再起作用。由于臂抬起来向侧面外展或向前运动时,关节囊上部松弛,失去了支持作用,肩关节的稳定性必须由肌肉收缩来提供。防止盂肱关节脱位最重要的是水平走向的肌肉纤维,特别是冈上肌、三角肌的后部肌纤维和冈下肌。

肩关节半脱位主要有以下 4 个原因。

(1)解剖结构的不稳定性:由于肩关节的解剖结构特点决定其不稳定性。

(2)肩关节固定机构起不到固定作用:上述的肌肉群被称为"肩关节的固定机构"。该固定机构把肱骨头保持在肩关节腔内,维持肩关节正常功能,保持上肢和手功能的完整性。此外关节囊上部和鹰嘴肱韧带的紧张,使上肢处于内收位,起到防止向下方脱位的作用。当冈上肌、冈下肌、三角肌后部纤维支配的中枢或周围神经损害引起肌力低下和无力时,使原有固定机制失效,不能起到加固关节囊的作用,关节囊的紧张性也随之消失,不可避免地使肱骨头从肩关节腔内自由脱出,形成半脱位。亦与有关的固定肌肉群反射或主动活动的能力丧失有关。

(3)肩胛带周围肌肉的张力不均衡:肩胛带张力丧失或提肩胛肌主动活动丧失,另一方面颈区增高的神经张力上提了锁骨和肩胛骨,而软瘫的躯干肌不能从下面对抗肩胛带的上提,这些因素更诱发了肩关节半脱位。

(4)病侧上肢自身重力牵拉:当患者坐起或站立时,上肢呈与地面垂直位,病侧上肢的自身重量有向下牵拉的作用,诱发上肢从肩关节腔内脱出,形成肩关节半脱位。

3.防治

(1)肩关节半脱位的预防:当患者上肢处于弛缓性瘫痪时,保持肩胛骨的正确位置是早期预防肩关节半脱位的重要措施。①在卧位时,应采取病侧侧卧位,使病侧上肢能负荷体重。在平卧位应在肩后部垫枕头,使肩关节向前突出。②在坐位时,如病侧上肢肌张力低,可因本身肢体重力牵拉使肱骨头脱出。为此应把病侧上肢的前臂放置在胸前的平板上,平板可起到托起病侧上肢的作用,同时嘱患者每天多次用健侧手把病侧上肢上举过头,持续几分钟,坐在轮椅上也应按上述方法执行。③在立位时,应用健侧手把病侧上肢托起来,也可用三角巾吊带支持病侧上肢,起到固定作用。

关于三角巾吊带的预防作用,有些学者提出异议,认为三角巾吊带对病侧上肢会带来不良影响。主要不良影响有以下几个方面:①易使病侧失认,与来自全身运动功能的分离;②如病侧上肢处于屈肌痉挛模式时,屈肌痉挛模式可被强化;③当变换方向,从椅子上站起来,为达到平衡,或者用上肢的另一手操作达到稳定时,妨碍使用病侧上肢来保持姿势及支持;④在步行时,妨碍病侧上肢的摆动及来自病侧上肢的刺激引导。⑤因固定静止不动,妨碍静脉及淋巴回流及局部循环受压。

根据我们实际体会认为,当病侧上肢,特别是肩部周围肌张力很低的情况下,用三角巾可起到辅助预防的作用,减少脱位程度,比不用的好。因为一旦形成脱位,要复位是艰难的。当病侧上肢肩部周围肌张力增高,出现屈肌共同运动模式时,不宜再用三角巾吊带固定,否则会带来上述的不良影响。

(2)肩关节半脱位的治疗:治疗可从以下几个方面进行。①矫正肩胛骨位置,按照肱骨头在肩关节腔内位置进行纠正,恢复肩部的固定机制。如治疗师协助患者把病侧上肢垂直上举过头,使肩关节承重病侧上肢重量,可促进肩关节固定机制的恢复,有助于肩胛骨恢复到正常位置。又可让患者处于坐位,病侧上肢伸展,病侧手指、腕伸展放在病侧边另一椅子上,然后让患者向病侧倾斜,使病侧上肢承重上半身体重,又保证肩胛骨正确位置排列,恢复固定机制。②刺激肩关节周围稳定肌的活动和张力。通过逐步递加强度刺激,直接促进与肩关节固定有关的肌群的活动。治疗师一手把患者的病侧上肢伸展前伸,另一手快速把肱骨头向上提,诱发牵张反射,提高三角肌、冈上肌的肌张力及活动性。另外,治疗师可用手握患者病侧上肢手,让病侧上肢伸展向前上举与水平呈45°,此时,治疗师用抓握患者病侧上肢手的手向患者施加压力,沿肩关节方向做快速、反复的挤压,并使患侧肩部不向后退,同时与治疗师的推力相对抗。也可使患肩保持前伸上举位置,治疗师用另一手从近端到远端快速按摩患者的患侧上肢处于伸展位的冈上肌、肱二头肌、三角肌,这手法可刺激这些肌肉的活动及张力。③直接刺激肩关节周围肌肉,降低肩胛带周围不利的神经系统张力,恢复其主动的肌肉控制。例如,治疗师用一只手帮助患者反复侧屈颈部的同时,可用另一只手臂固定患侧肩部,防止患肩发生任何形式的代偿运动。治疗师的手放在患侧肩上,保持肩胛带向下,用手掌保持其肩胛骨不成为翼状,前臂紧贴患侧胸壁以稳定其胸廓和上部躯干。当治疗师帮助患者保持正确的肩胛带姿势并保持肋骨向下、向中线时,肩关节半脱位会立即完全消失。

在不损伤肩关节及周围组织的条件下,做被动无痛性全关节的肩关节活动。如患者用健手帮助病侧上肢伸展上举及治疗师帮助病侧上肢伸展作肩的外展、外旋。

(四)肩痛

通常发生在脑卒中后的早期,61%的患者偏瘫后发生肩痛,其中2/3在卒中后4周内出现肩痛,其余的在随后2个月内发生。疼痛给康复带来不良影响,诱发患者产生情绪障碍及心理障碍。

1.病因

根据文献报告肩痛的原因有以下几方面:①中枢神经损害的疾病;②痉挛;③失用及误用综合征;④肩关节挛缩;⑤肩手综合征;⑥肩关节半脱位;⑦异位骨化;⑧骨质疏松。

2.发生机制

肩痛的发生与肩关节特有的解剖结构有关。肩关节是由7个关节组成,各关节的相互协调、共同运动才能保证肩关节的无痛运动。肩胛骨、肱骨的各部分的协调一致,才能使上肢完全上举成为可能。当一个人正常站立,上肢处于体侧时,肩胛骨和肱骨均处于0°位置。当上肢伸展外展90°时,肩关节的运动和肩胛骨的外旋之比为2:1。也就是说肩关节运动60°,肩胛骨外旋30°。当上肢上举达180°屈曲时,肱盂关节运动120°,而肩胛骨外旋60°。这样,在正常肌张力下,伸展不受影响,这是一种平滑的、步调一致的模式运动。如肩胛骨外旋改变了肩关节腔的解剖排列,外旋就受限,也不能使伸展完全上举或外展。

肱骨外旋、肱骨大结节能通过肩峰突起的后方,是保证上肢完全外展的必要条件。当上肢在内旋状态时,肱骨大结节被喙肩弓阻挡,就使60°以上的外展受限。因此为使大结节能自由地通过喙肩峰韧带下面,在肩关节腔内肱骨头顺利地向下运动,肱骨必须呈外旋状态。

一旦肩关节一部分或全部的结构,因异常的低肌张力或肌张力不平衡而发生紊乱,会产生肩关节疼痛,像上肢的痉挛屈曲、肩胛骨的下降、后退和肱骨的内旋,均是发生紊乱的条件,如存在这种紊乱条件,无论是主动的还是被动的上肢外展上举时,肩峰突起与肱骨头之间的组织受到两个坚硬骨头的机械性挤压就会引起疼痛。

近来,Alexander发现二头肌长头,肩关节的旋转袖套对肩的盂肱关节的垂直起到稳定性作用,二头肌长头肌腱的作用在于对盂肱关节窝内的中央的长头可减少垂直的移位,所以当发生移位或冈上肌插入旋转袖套内,就可破坏盂肱关节稳定性。按Cailliet的理论,当关节和肌腱被向下牵拉时,就可产生肩关节损伤和疼痛。肩部被撞击易损伤冈上肌腱结构,也是诱发肩痛的原因。而且,晚期的肩痛30%～40%被发现是肩关节的旋转袖套被撕裂引起的。

此外,在肩关节部分或全部结构紊乱状态下,频繁地做不正确的肩关节活动,可诱发疼痛出现,最常见的有下列几个。

(1)在肩胛骨未处于必要位置,肱骨外旋的状态下,握上肢远端上提的被动肩关节活动就可能诱发肩痛。正确的,应一手托起肱骨头,使肱骨处于外旋状态下上提可避免疼痛产生。

(2)在协助患者从床上转移到轮椅上,抓握患者的病侧上肢牵拉,患者移动时不能支持患者躯干重量,使患者的肩关节强制外展,引起肩关节损伤,产生疼痛。又如在协助步行训练时,把患者病侧手放在治疗师肩上,面对面行走,此时,一旦产生不平衡或突然运动,使病侧上肢突然强力外展,造成肱骨头挤压肩峰,诱发疼痛。

(3)治疗师在协助患者坐位转移时,用两手放在患者的腋窝下面用力上拔,这时由于体重,使丧失保护反应的病侧肩发生强制性外展,产生疼痛。

(4)用滑轮作病侧上肢关节活动范围训练,由于处于内旋位的上肢上举,强制性损伤自己的肩。

3.临床表现

40%的患者在早期否认自己有肩痛,但是临床检查发现有疼痛存在,即在肱二头肌头部有触痛,冈上肌有触痛。这说明早期肩痛是隐匿性的,所以简单地听患者主诉是不够的,必须对患者作早期检查,早期发现和早期治疗。实际上,肩痛在原发病后就可出现。有的主诉是一般安静时不痛,上举时出现,肩部活动后加重,夜间频发。病侧上肢有下垂沉重感,上举前伸平均在$100°$,侧方平均在$70°\sim100°$时发生疼痛,撞击征阳性。鹰嘴突和结节间有凹陷、压痛,被动运动外旋受限制,疼痛从肩部可放射到上肢。

4.预防

如果能避免引起疼痛的因素,就可以防止肩痛的发生。

早期即进行扩大肩关节活动范围训练,确保正常活动范围,避免易挛缩的肢位。

在做被动肩关节活动时,要用正确的手法,避免因错误的手法引起疼痛。做上肢被动运动时,必须先做肩胛骨的活动,然后做上肢远端活动,这时务必使肩胛骨持续维持在前上方向。

一旦被动时有疼痛产生,应立即停止,避免损伤组织。

5.治疗

包括药物治疗、物理治疗及运动治疗等。

(1)药物治疗:可选择一些镇痛剂口服,如扶他林、阿司匹林、吲哚美辛等,也可局部用镇痛剂外涂。

局部封闭治疗:1%普鲁卡因1 mL,加上氢化可的松5 mL,局部痛点注射。

局部麻醉治疗:有学者报道在肩峰下腔内局部麻醉有效率可达到50%,方法如下:①10 mL的针管,0.8 mm×(40~50)mm的针头一个,0.5%普鲁卡因8~10 mL。②治疗师在患者的身后,患者取坐位,上肢保持内旋,超过腰部。③助手的大拇指固定患者的肩峰后角上,指示固定肩峰。④治疗师持针在后角下刺入,斜向肩峰喙突方向推进,经过三角肌,冈下肌和关节内直到针头触到关节软骨停止向前,推入药物。此方法好处是无血管和神经损伤,比较安全。

(2)物理治疗:局部作温热治疗,如红外线、微波、超短波以及局部离子透入,均有一定效果。

(3)运动疗法:如上所述肩痛是由于肩关节结构紊乱以及不正确的运动所致,那么用正确的运动手法来纠正关节腔内紊乱的结构是最主要的方法。

疼痛早期处理:当疼痛很轻,仍应在无痛范围内做肩关节被动活动,但必须在做活动前,先做躯干回旋运动,抑制痉挛。鼓励患者用自己健侧上肢带动病侧上肢活动,这很重要。药物患者一旦有肩痛,就采取屈曲姿势,使肩固定,限制活动,屈肌张力更进一步增高,肩胛骨下降、后退更为明显,肩关节固定于内旋。如果这种"疼痛-不动-固定"的恶性循环不中断,只要 2～3 天,疼痛范围就会扩大,症状加重。另外要注意的是防止发生反复损伤肩关节,也就是在协助患者转移、穿衣、步行时,必须用正确的方法。在卧床时,应采取病侧在下的卧位,使肩充分向前。

严重肩痛的处理:必须根据疼痛严重程度,制订不同方法。尊重患者愿望,建立起相互信任、合作的关系。告诉患者不做运动治疗会带来更严重后果,清除患者的恐惧心理。同时进行其他训练,如平衡、行走、上下楼梯等,让患者看到运动疗法的确切效果。①床上姿势:有肩痛及肩固定的患者应采取病侧卧位,但必须从仰卧位逐步过渡到完全侧卧位。开始是 1/4 侧卧位,持续时间约 15 分钟,或直至有疼痛时恢复仰卧位或健侧卧位。病侧卧位持续时间逐步延长,在几天后达到完全病侧卧位。②患者取坐位,治疗师坐在患者的病侧旁,用一手放在病侧上肢腋下,指示患者把躯干重心向另一侧方向移动,当患者重心移动时,用在腋下的手提升肩胛带,反复、有节奏地做这一运动,每次运动范围要大于前一次。躯干伸展可抑制阻碍肩关节自由活动的痉挛,也可以由患者把自己病侧手平放在病侧的旁边的平台上,然后让患者把体重移向病侧上肢上,治疗师帮助患者的肘部伸直,这也可取得效果。③擦桌子运动:患者两手交叉抓握,病侧手大拇指在上,桌面上放一毛巾,交叉双手放在毛巾上,把毛巾向前推,起到躯干的运动带动肩关节运动的效果。④抑制肩胛骨突前运动时过度紧张法:患者平卧,病侧下肢屈膝位,倒向健侧,治疗师来回摆动患者的骨盆。由于病侧躯干来回有节律地摇动,可使病侧全部痉挛降低。接着,治疗师在病侧上肢肘关节伸直的状态下,把病侧上肢上举到无不舒服的位置,同时继续转动患者的骨盆,这时患者会感到肩关节周围肌肉松弛。⑤患者坐在椅子上,两手交叉抓握,放在前面的大球上,身体前倾推动大球离开双膝,然后再躯干向后,这样髋关节屈曲的运动,同时带动肩关节向上举的运动。由于两手放在大球上得到了支撑,因此一般不会引起肩痛,患者可控制大球向前移动的距离、移动的数量。⑥上肢自动运动:在正确的方法的指导下,患者用健侧手抓握病侧手上举上肢,带动肩部运动。正确的方法是在治疗师帮助下,学习把病侧上肢向前,保证肩胛骨突前及肘关节处在伸直位的条件下尽可能上举病侧上肢。最初患者可能仅上举几厘米,但是在正确方法指导下坚持做下去,每天做几次,肩痛就会逐步消失。如果方法不正确,不仅起不到治疗作用,反而会加重肩痛。如在病侧上肢屈曲状态上举,病侧肩后退情况下上举均会加重肩痛。

(五)肩手综合征

肩手综合征常见于中枢性上运动神经瘫痪的患者中,如卒中、脑外伤等,特别是在卒中患者更为常见,发生率在 5％～32％,其中约 74.1％发生在发病后 1～3 个月,最早在发病后第 3 天,迟至 6 个月后发生。

所谓肩手综合征是指在原发病恢复期间病侧上肢的手突然出现水肿、疼痛及病侧肩疼痛,使手的运动功能受限制。严重的是可引起手及手指变形,手功能完全丧失。因此,应对肩手综合征给予足够的重视,及早治疗。

1.病因及发生机制

尽管有不少关于肩手综合征的病因及机制的报告,但至今尚未得到令人信服的证明及假设。把其原因归属于肢体瘫痪及肢位不当,似乎过于简单。因为大多数患者并不出现肩手综合征。例如,有的患者经治疗后,肩手综合征症状缓解,但其肢体瘫痪、不良肢位仍然存在,但肩手综合征的早期症状不再复发。

尽管如此,患者的一些特有的因素是具有诱发作用的,就是长时间的一些特有的因素,如病侧上肢不活动及不良肢位。许多患者的关节活动范围无限制,亦无疼痛,但突然地发生肩手综合征,这支持上述的假设。从理论上假设,机械作用可直接诱发水肿,继发性外伤也可诱发水肿,肌无力而失去泵作用,使水肿不能清除。总之水肿、疼痛、关节活动范围受限,交感神经累及,造成一个恶性循环,也就是说引起水肿的原因是多样的,它们均可能发展成为肩手综合征。

(1)长时间的腕关节强制性掌屈:患者长期卧床,病侧上肢位于躯干侧,因不注意,使病侧手的腕关节长时间处于强制性的掌屈位或在坐位时也处于同样状态。

试验证明,在强制性的腕掌屈时,手的静脉循环受到阻断。当腕关节处于中间位时,把造影剂注入手静脉内,在 X 线下观察造影剂流动状态是回流通畅,当被试验者的手掌屈时,就可见到造影剂流动不畅,如在肩下降、上肢内收肌群张力增加、痉挛明显的偏瘫患者,进一步压迫腕关节,使造影剂的回流更受阻。因此,妨碍静脉循环的腕关节屈曲机制也许是发生肩手综合征的最基本原因。

当考虑患者有肩手综合征的进程时,上述这个试验具有实际意义。

以下是发生肩手综合征的几个具体问题:①为什么大多数患者的肩手综合征发生在病后的1～3 个月期间? 因为此期间的患者难以得到在急性期那样的护理及监视。因而患者的病手在相当长的时间中处于强制性的掌屈位,没有及时发现并得到纠正。②当上肢肌张力相对较低时,已存在病侧腕关节及肩关节屈曲,而腕关节的伸肌群也存在张力低下,对腕关节屈曲起不到对抗作用,以保持正常位置。③一些患者存在着忽视症,忽视病侧上肢的存在,而不注意不良肢位的存在。实际上,深感觉障碍的存在,也可使患者感觉不到不良肢位的存在。④为什么肩手综合征的早期水肿在手背占优势?这与解剖上手的静脉及淋巴管几乎都在手背有关。⑤肩手综合征的水肿是非常局限,且都终止在腕关节近端,这是因为无论昼夜,患者腕关节始终处于一定程度的掌屈,特别是当没有对这不正确的姿势给予纠正及监视,腕关节掌屈会越来越重。

(2)过度腕关节伸展:这可产生炎症样的水肿及疼痛。在康复治疗中,有时治疗师无意识超越患者关节活动范围的过度的强制性活动,使关节及周围组织损伤。例如治疗师把患者的病侧手放在躯体旁的治疗台上,把肘关节伸展,体重移向病侧上肢时,易使腕关节过度背屈。这种情况下,频繁地无节制训练,就超越了该病手的正常背屈的关节活动范围,造成水肿。这多数发生在较晚的时期,且多数是早期即开始过度康复的患者。

(3)长时间病侧手背静脉输液:在患者的急性期需输液时,不少护士喜欢在患者病侧手背上静脉输液,如长时间反复,易诱发手背水肿。

(4)病侧手外伤:一些患者可因各种原因引起病侧手的外伤,如跌倒、灼伤。

上述的各因素都是外在因素,不能完全阐明机制,为此有学者提出颈交感神经受刺激的学说,认为中枢神经急剧发生改变,刺激交感神经,强化了从病变到颈髓的向心性冲动,在脊髓颈段后角内形成病理性反射环路。

2.临床表现

肩手综合征的临床表现可分3期。

第一期:患者的病侧手突然水肿,且很快使运动范围明显受限制。水肿主要出现在病侧手的背部,包括掌指关节、拇指及其他四指。皮肤失去皱褶,特别是指节、近端、远端的指间关节,水肿触及有柔软感和膨胀感,且常终止于腕关节及近端。手肌腱被掩盖而看不出。手的颜色发生改变,呈橘红或紫色,特别是当手处于下垂状态时。水肿表面有微热及潮湿感。指甲逐步发生变化,与健手相比,表现为苍白、不透明。同时伴病侧上肢肩及腕关节疼痛,关节活动范围受限制,特别是前臂被动外旋、腕关节背屈更为显著。如作超过腕关节可活动范围的被动屈曲时,患者有明显疼痛感,甚至在作病侧上肢负荷体重的治疗时也可引起。指间关节明显受限,突出的指骨因水肿而完全看不出。手指外展炎症受限,使健侧手指难以插入病侧手指间,使两手相互交叉抓握非常困难,近端的指间关节发硬,因此仅能作稍稍屈曲,不能完全伸展。若被动屈曲该关节,患者有疼痛感,而远端指间关节可伸展,但屈曲几乎不能。如果该关节轻度屈曲有些发硬,任何企图被动屈曲,就会产生疼痛及受限。

第一期持续 3～6 个月,20％是两侧性的,这期如出现症状立即开始治疗,常可控制其发展,且自然治愈。如不及时治疗就很快转入第二期。

第二期:手的症状更为明显,手及手指有明显的难以忍受的压痛加重,肩痛及运动障碍和手的水肿减轻,血管运动性变化,如皮肤温度增高、发红几乎每一患者均残存。病侧手皮肤、肌肉明显萎缩,常可出现类似 Dupuytren 挛缩的手掌肌腱肥厚和手掌呈爪形,手指挛缩。X 线可见病侧手骨质疏松样变化。肉眼可看到在腕骨间区域的背侧中央及掌骨和腕骨结合部出现坚硬隆起。

第二期平均持续 3～6 个月,预后不良,为了把障碍减少到最低程度,积极治疗是必需的。

第三期:水肿完全消失,疼痛也完全消失,但未经治疗的手的活动能力永久丧失,形成固定的有特征性畸形手。腕屈曲偏向尺侧,背屈受限制,掌骨背侧隆起固定无水肿;前臂外旋受限,拇指和示指间部分萎缩,无弹性,远端及近端的指间关节固定于轻度屈曲位,即使能屈曲,也是在很小程度范围内,手掌呈扁平,拇指和小指显著萎缩,压痛及血管运动性变化也消失。

第三期是不可逆的终末阶段,病侧手成为完全失用,成为终身残疾。

3.预防

肩手综合征的预防,首先应尽可能地避免产生水肿的因素,应注意以下几点。

在床上及轮椅上必须保持正确的姿势,特别是病侧上肢的位置。如果患者尚不能保持自己的病侧腕关节不处于完全掌屈位时,应让患者坐轮椅,把病侧手放在胸前的搁板上,直到患者能充分进行照料自己病侧上肢为止。这可以预防水肿的发生。

在病侧上肢负重训练时,训练的强度及持续时间应适当控制。必要时,治疗师应协助患者作这一训练的控制。在作这类患者上肢负重训练前,治疗师应确定躯干递加活动范围。一旦在治疗中,患者有不适及疼痛主诉时,治疗师必须改变患者手的位置,例如,在坐位,把病侧上肢伸展置于病侧躯体旁,病侧手放在治疗台上,体重向侧方移动时,手略外旋,可减少腕关节角度,即使这样,还有疼痛,则应停止这样的训练。

尽可能地不用病侧手背静脉输液,应提倡锁骨下静脉输液。

必须防止对病侧手的任何外伤。

4.治疗

一旦发现病侧手水肿、疼痛，关节活动范围减小，就应开始积极的治疗，可取得很好效果。即使已发生2～3个月，也应治疗，可取得控制其发展，减轻程度的效果。因为延误治疗时机，症状固定化，那么要使病侧手恢复到原来的正常颜色和大小，克服挛缩几乎是不可能的了。治疗的目的在于尽快消除发展及疼痛、僵硬。

(1)防止腕关节掌屈：为促进静脉回流及防止掌指关节持久地屈曲，无论在床上，还是在坐位，均应维持腕关节背屈24小时是非常重要的，如在坐位时，把病侧手放在膝上，使掌指关节伸展，也可用一种使腕关节维持背屈的夹板托起手掌，然后用绷带给予固定。

(2)向心性缠绕压迫手指：即用直径1～2 mm的绳子从远端缠绕病侧手每一指，然后用同样方法缠绕手掌由远到近，至腕关节止，然后再一一解开绳子。这种方法每天可以反复进行。这种方法简便、省钱、省时间，家属也可按此法去做，其效果是非常好的。由于水肿的减轻，循环立即改善，同时用其他方法配合，则效果更好。

(3)冰水浸泡法：把患者的手浸泡在冰水中，冰与水之比为2：1，浸泡时间以患者能耐受程度为准。

(4)冷水-温水交替浸泡法：冰水浸泡法对患者常感到难以耐受，冷水-温水交替更易被患者接受。冷水温度约10 ℃，温水约40 ℃，先浸泡温水10分钟，然后浸泡在冷水中20分钟。可反复进行多次，每天至少在3次。我们发现在肩手综合征的第一期效果很好，可促进血管扩张-收缩的反应，改善交感神经紧张性。

(5)主动运动：应鼓励患者主动运动病侧的手，如果完全不能动，那么应用健手协助病手活动，以及病侧上肢活动。让患者在平卧时，把病侧上肢上举过头，这可刺激肘伸肌的活动性，肌肉收缩可起到一种泵的作用，促进静脉回流，减轻水肿，或者用健手握病手上举上肢，来回左右摆动，也是有效的。但是病侧上肢体重负重训练是禁忌的。因为这是发生肩手综合征因素之一。

(6)被动运动：肩关节被动活动范围，对肩痛有预防作用，手及指的被动活动必须轻柔，在无疼痛情况下小范围内活动。要注意，病侧上肢的外旋活动范围下降是与腕关节活动受限有关。因此治疗师应从扩大腕关节活动入手治疗。也可在平卧位进行，把病侧上肢上举，促进静脉回流。

(7)其他治疗：可用1％可卡因7 mL加可的松2 mg的混合液作病侧星状神

经节阻断,每周 2～3 次。亦可用皮质激素口服治疗,如泼尼松 30 mg/d。对疼痛部位作局部麻醉或神经阻断注射,可取得一次性效果。

肩手综合征常发生腱鞘炎及腱鞘肥厚,限制关节运动及产生疼痛,亦可用可卡因加皮质激素作腱鞘内注射,如无改善可作腱鞘切除。但必须在发病 4 个月后进行,不然有可能反而加重症状。

合并骨质疏松的,可给予维生素 D 口服或注射。

总之,肩手综合征的治疗原则是早期发现、早期治疗,特别是发病 3 个月内是治疗最佳时期,一旦慢性化,就缺乏有效的治疗方法。

第二节 癫 痫

癫痫是一组由大脑神经元异常放电引起的短暂性以大脑功能障碍为特征的慢性脑部疾病,具有突然发作、反复发生的特点,可以表现为运动、感觉、意识、精神等多方面的功能障碍。国际抗癫痫联盟和国际癫痫病友联合会联合提出的癫痫的定义是:至少一次痫性发作;临床发作是由于脑内存在慢性持久性异常所致;伴随有相应的神经生物学、认知、精神心理及行为等多方面的功能障碍。这一定义突出了癫痫慢性脑功能障碍的本质,强调了癫痫所伴随的多种障碍。

一、癫痫的检查和评定方法

(一)神经电(磁)生理检查

1.脑电图(EEG)在癫痫中的应用

EEG 对癫痫诊断的阳性率为 40%～60%,是癫痫最有效的辅助诊断工具,结合多种激发方法,如过度换气、闪光刺激、药物、睡眠等,及特殊电极如蝶骨电极、鼻咽电极,至少可以在 80% 患者中发现异常放电,EEG 表现为棘波、尖波、棘(尖)波综合和其他发作性节律波。发作期和间歇期均可记录到发作波,发作波的检出是诊断癫痫重要的客观指标,对癫痫灶的定位、分型、抗癫痫药物的选择、药物剂量的调整、停药指征、预后判断均有较大的价值。

EEG 可分为头皮脑电图和深部脑电图,头皮脑电图定位效果差,深部电极脑电图定位效果好,因其创伤性患者难以接受,而且安装部位有限,不能反映全脑状况,临床使用受到限制。在我国 EEG 已成为癫痫的常规检查方法。目前,偶极子 64 导脑电图、动态脑电图和视频脑电等可以长时间记录患者在日常活动中脑电图,并可记录发作时的录像,与脑电图进行同步分析,使癫痫的诊断更准确、定位更精确。

2.脑磁图(MEG)在癫痫中的应用

MEG 是一种无创性测定脑电活动的方法,其测量的磁场主要来源于大脑皮层锥体细胞树突产生的突触后电位。在单位脑皮质中,数千个锥体细胞几乎同时产生神经冲动,形成集合电流,产生与电流方向正切的脑磁场。人脑产生的磁场强度极其微弱,在评价神经磁信号时需要极为敏感的测量装置,把极微弱的信号从过多的背景噪音中提取出来。因此,脑磁场测量设备必须具有可靠的磁场屏蔽系统、灵敏的磁场测量装置及信息综合处理系统。其特点有:磁场不受头皮软组织、颅骨等结构的影响;有良好的空间和时间分辨率;对人体无侵害,检测方便。目前 MEG 的传感器允许同时记录多达 300 个通道,对癫痫灶的定位非常准确,但设备和检查费用昂贵。

(二)影像学检查

1.CT、MRI

CT、MRI 的临床应用,对癫痫的病因、性质和定位有很大的帮助,明显提高了癫痫病灶的检出率。MRI 作为 20 世纪 90 年代发展起来的无创性脑功能成像技术,具有良好的时间和空间分辨率,其中功能性磁共振(fMRI)、磁共振频谱仪(MRS)、磁共振弛豫(MRR)等相继应用于癫痫的临床和研究。fMRI 可用于癫痫手术治疗前运动、语言记忆功能区的定位。MRS 可以在分子水平上无损伤地研究神经系统的活动,可以观察不同类型癫痫的神经代谢特点,测评药物及手术的疗效。

2.正电子发射断层扫描(PET)和单光子发射断层扫描(SPECT)

近年来,发展起来的脑功能影像学检查,如 PET、SPECT 不仅能准确发现病变部位,而且可直接测定局部功能状态,是致痫灶定位的有效方法。

PET 是目前癫痫灶定位最精确和直观化的手段之一,可从生化、代谢、血流灌注、功能、化学递质及神经受体等方面对癫痫灶进行显像和定量分析,从而可能为 EEG、CT、MRI 检查阴性的癫痫患者提供致痫灶的定位诊断。目前临床使用最多的是[18]F-FDGPET。Engel 最早发现发作间期致痫灶的局部葡萄糖代谢降低,而发作期原来葡萄糖代谢降低区反而增高,这种发作间期低代谢而发作期高代谢的区域,可确定为致痫灶。18F-FDGPET 能较敏感地探测到功能性癫痫灶,并予以定位,目前已被公认为癫痫外科术前最佳的无创伤性定位方法。但[18]F-FDGPET 的代谢改变区并非均是癫痫灶,与 EEG、MRI 相结合,相互弥补不足,可大大地提高癫痫的诊断和定位特异性。

SPECT 可直接反映脑血流灌注的变化,间接反映全脑代谢功能,不受同位素摄取时间的限制,在癫痫发作间期,病灶呈低血流区,在发作期呈高血流区,使得通过脑血流及脑代谢功能进行病灶定位成为可能,有研究显示,利用发作期与发作间期减影技术,癫痫定位的效果良好,对癫痫的手术治疗有指导作用。

(三)神经心理学检查

癫痫患者常常合并智能减退、认知障碍和情感、心理异常,临床上常使用各种神经心理量表对患者智力、情感、心理、行为等方面进行评价,根据存在的问题制定出针对性的康复治疗方案。常用的神经心理检查量表有癫痫患者生存质量专用量表(QOLIE-31)、韦氏记忆量表、汉密尔顿抑郁量表、焦虑量表等。

二、治疗

癫痫治疗在近 10 年有了较大的进展,主要体现在:抗癫痫新药在临床越来越多的使用;癫痫外科定位及术前评估的完善和手术治疗;生酮饮食等。

(一)病因治疗

对于病因明确的痫性发作,应针对病因进行治疗,如低血糖症、低血钙症等代谢紊乱者;维生素 B6 缺乏者;颅内占位性病变;药物导致的痫性发作等。

(二)药物治疗

明确诊断后,正确的抗癫痫药物(AEDs)治疗是控制癫痫发作的首选方案。合理、规范、有规律的 AEDs 治疗,可使近 $60\%\sim70\%$ 得到完全控制且停药后无发作,但有 $20\%\sim30\%$ 的患者经系统、合理的药物治疗无效,称为难治性癫痫。AEDs 需要长期服用,因此,应综合考虑治疗的时机、药物潜在的毒副作用、患者的职业、心理、经济和家庭、社会环境等诸多情况。AEDs 用药的原则有:①根据癫痫发作类型及特殊的病因,结合患者的具体情况合理选药(表 6-1);②合理选择用药时机;③坚持单药治疗原则,必要时多药配伍治疗;④适当调整用药剂量,足疗程用药;⑤密切检测药物的毒副作用;⑥缓慢换药,谨慎减量、撤药等。

表 6-1　不同类型癫痫或癫痫综合征(AEDs)的选择

发作类型或综合征	首选 AEDs	次选 AEDs
部分性发作(单纯及复杂部分性发作、继发全身强直 阵挛发作)	卡马西平、托吡酯、奥卡西平、丙戊酸、苯巴比妥、扑米酮	苯妥英钠、乙酰唑胺、氯巴占、氯硝西泮、拉莫三嗪、加巴喷丁
全身强直 阵挛发作	丙戊酸、卡马西平、苯妥英钠、苯巴比妥、托吡酯	氯巴占、氯硝西泮、乙酰唑胺、拉莫三嗪
失神发作	乙琥胺、丙戊酸	乙酰唑胺、托吡酯
强直发作	卡马西平、苯巴比妥、丙戊酸	苯妥英钠、氯巴占、氯硝西泮
失张力及非典型失神发作	丙戊酸、氯巴占、氯硝西泮	乙酰唑胺、氯巴占、苯巴比妥、拉莫三嗪
肌阵挛发作	丙戊酸、氯硝西泮、乙琥胺	乙酰唑胺、氯巴占、苯巴比妥、苯妥英钠
婴儿痉挛症	促肾上腺皮质激素、托吡酯、氯硝西泮	氨己烯酸、硝基西泮

我们从最近的癫痫治疗指南可以看到如下新趋势。

(1)下列情况应开始新药治疗:不能从传统抗癫痫治疗中获益;不适合传统抗癫痫药治疗的情况,如属于禁忌证范围、与正在服用的药物有相互作用(特别是避孕药等)、明显不能耐受传统抗癫痫治疗、处于准备生育期等。

(2)尽量单药治疗:第一次单药治疗失败,换一种药物仍然采取单药治疗(换药过程应谨慎进行);下列情况下才考虑联合治疗:①先后应用两种药物单药治疗仍没有达到发作消失;②权衡疗效与安全性后,认为患者所受到的利益大于带给他的不利(例如不良反应)。

(3)药物治疗应取得疗效与安全性的最佳平衡。

(4)个性化治疗:对于儿童,要考虑对认知功能、语言能力的影响;处于生育年龄的妇女,尽量选择新药治疗,考虑与口服避孕药的相互作用、致畸性等;老年人,考虑药物的相互作用和对认知功能的损害。

(5)对患者生活质量和认知功能的影响 1990 年以来,FDA 已陆续批准 8 种新型抗癫痫药:托吡酯(TPM)、加巴喷丁(GBP)、奥卡西平(OXC)、拉莫三嗪(LTG)、左乙拉西坦(LEV)、噻加宾(TGB)、唑尼沙胺(ZNS)。从新的指南和专家共识中,我们可以发现:新药已经有明显的趋势进入一线的治疗选择,疗效肯定,安全性好,临床使用经验正在逐步完善;第一、二甚至第三个药都最好选择单药治疗;应根据患者具体的特点做出个性化的治疗选择;取得药物疗效及安全性的最佳平衡,提高患者的生活质量应是癫痫治疗的最终目标;新一代广谱抗癫痫药的疗效和安全性得到临床专家的广泛认可,在美国等国家已作为一线药物的治疗选择之一,更可作为某些特殊患者(生育妇女和老年患者等)的首选用药。

(三)癫痫持续状态的治疗

癫痫持续状态(status epilepticus,SE)是癫痫连续发作之间意识尚未完全恢复又频繁再发;或癫痫发作持续30分钟以上不自行停止。癫痫持续状态是内科常见的急症,若不及时治疗可因高热、循环衰竭或神经元兴奋性毒性损伤导致永久性脑损害,致残率和死亡率很高。任何类型的癫痫均可出现癫痫状态,其中全面性强直-阵挛发作状态最常见,危害性也最大。其治疗的目的是:迅速控制抽搐;预防脑水肿、低血糖、酸中毒、过高热、呼吸循环衰竭等并发症;积极寻找病因。

(1)迅速控制抽搐:可使用地西泮、异戊巴比妥钠、10%水合氯醛、副醛等药物。

(2)对症处理:保持呼吸道通畅,吸氧;进行心电、血压、呼吸监护;查找诱发癫痫状态的原因并治疗。

(3)保持水、电平衡,甘露醇静脉滴注防治脑水肿。

(4)对于难治性癫痫持续状态:硫喷妥钠及静脉滴注咪哒唑仑有效;也有研究显示异丙酚开始用于控制难治性癫痫持续状态,其疗效逐渐得到重视,目前还需要进一步利用大样本随机对照试验结果评价其疗效和安全性。

(四)外科治疗

以往对癫痫的手术治疗存在一定的误区,认为任何癫痫患者均可实施手术治疗,癫痫患者手术后可万事大吉,不用再服用任何药物,但事实并非如此。手术治疗主要适用于难治性癫痫。

原则上,癫痫手术的适应证是年龄在12～50岁之间,AEDs难以控制的癫痫发作,排除精神发育迟缓或精神病,智商在70分以上的癫痫患者。手术方式多种多样,按手术原理可以分为切除癫痫放电病灶;破坏癫痫放电的扩散通路;强化抑制结构3种手术方式,具体手术方式为脑皮质病灶切除术、前颞叶切除术、选择性杏仁核、海马切除术;多处软膜下横纤维切断术(MST);大脑半球切除术;胼胝体切开术;脑立体定向毁损术;电刺激术;伽马刀(γ-刀)治疗术;迷走神经刺激等。手术方式根据癫痫发作的类型和癫痫灶的部位进行选择。外科手术治疗的效果主要取决于病例及手术方式选择是否适当、致痫灶的定位是否准确和致痫灶是否彻底切除。

(五)预防

预防各种已知的致病因素,如产伤、颅脑外伤、颅内感染等,及时控制婴幼儿期可能导致脑缺氧的情况如抽搐和高热惊厥等,推行优生优育,降低癫痫的发病率。

三、康复

虽然,使用目前的抗癫痫药物能使 2/3 的患者的癫痫发作得到控制,但这些患者仍然存在着许多与癫痫有关的问题,如抗癫痫药物的不良反应、心理-社交障碍、长期服药常使患者合并智能减退、认知障碍等。其余 1/3 的患者由于频繁的癫痫发作,需要定期随访以及进行多学科评估以确保康复计划的全面性和为患者个体定制。康复的目标是消除或减少疾病导致的医学和社会的后果。对患者的辅导和教育是一项重要的因素。

长期治疗的精神和经济负担、痫性发作时间的不确定性和行为的失控性、社会的偏见等多方面的压力,使患者常伴有明显的心理和行为异常。以往癫痫治疗多注重控制发作,忽略了患者的自身感受,随着医疗模式的改变,国内外学者已经注意到患者的情感、心理以及家庭和社会环境等方面在癫痫治疗中的重要作用,在正规的抗癫痫药物治疗的同时全面考虑其身体、心理和社会等因素,提高其生存质量,使癫痫患者得到真正的康复。

癫痫的康复涉及医疗、心理、教育、职业、社会等诸多方面,康复原则是除对因、对症治疗外,尽早进行个体化、综合性康复训练,提高患者的生活质量。

(一)体育疗法

通过一定程度的体育训练,可以增强体质,调整各器官间的协调和平衡功能,减少药物的蓄积;增强信心,消除自卑心理,缓解忧愁和抑郁情绪。运动方式、运动量应根据患者病情和身体情况合理安排,避免进行危险的过量的体育活动。

(二)智能减退、认知障碍

癫痫患者常常伴有智力减退、认知功能障碍,是其预后不良的重要因素,其发生机制是多方面的,如痫样放电导致神经元功能紊乱,造成的脑组织持续性损害;癫痫灶的代谢异常;幼年期起病的癫痫造成的脑组织发育障碍;发作期伴发的低氧血症、高碳酸血症、兴奋性神经递质的过度释放,造成的神经元不可逆损害;另外,某些癫痫综合征在慢波睡眠相出现的持续性痫样放电导致的睡眠障碍;某些 AEDs 引起的神经元兴奋性降低,均可影响认知功能。影响癫痫患者认知功能的因素多种多样,如癫痫灶的部位、发病年龄和发作类型、抗癫痫药物的毒副作用、家庭社会因素、患者本人受教育程度等。所以,控制癫痫发作,避免选用对认知功能影响大的抗癫痫药物,控制用药种类,密切监测药物认知损害的不良反应,从而把认知功能损害控制到最小限度。

癫痫患者的认知功能损害表现不一,主要有注意力、推理能力、视觉空间能力、视运动协调能力受损、抽象概括能力、计划判断能力、表达能力的减退和记忆力障碍等,其中以记忆力障碍最常见。对于记忆障碍而言,记忆力全面改善虽然不太可能,但是学习助记术有助于解决最常见的日常记忆问题。在记忆康复计划中,应考虑下列问题:日常生活中认知功能障碍的心理教育疗效的需要、个性和情感反应的影响,以及对记忆问题的个人感受。训练目标必须是定制的、小的尽可能具体的、完全能够满足患者的需要和希望。

应对患者进行单独的、针对性神经心理评定,以确定认知功能康复的范围。认知功能障碍常用的康复方法是通过认知功能评价,针对患者存在的认知缺陷,对患者进行重复训练,通过反复练习建立起自动性行为,训练应注重目的性、趣味性和实用性。避免使用已经缺损的认知功能,使用其他方法帮助患者补偿缺损的认知成分,如对记忆障碍的患者可以使用一些外部存储工具(如工作日程表、笔记等),将复杂事务分解成简单成分,或者通过联想等方式帮助记忆。

(三)心理和精神障碍

适当的体力劳动和脑力劳动对健康是有利的,应当鼓励。

癫痫患者由于家庭、社会、抗癫痫药物的毒副作用等因素常存在异常心理,不仅可以加重躯体疾病,而且导致癫痫患者的行为退化和异常。异常行为和心理常表现为抑郁、恐惧、攻击性、焦虑、逆反等负性情绪;自卑、性格孤僻、社会交往障碍;适应能力差,喜欢固定不变的生活方式;学习障碍、怕困难、缺乏自信、易放弃的退缩行为;对治疗措施产生无望和歪曲的判断,治疗依从性差等。

心理治疗是癫痫治疗过程中重要的治疗方法,全面评定患者存在的心理障碍,针对性地开展心理治疗,减轻患者心理负担,稳定情绪,经过综合训练,提高患者的学习、工作能力和适应性,提高抗挫折和自控能力。目前常用的心理治疗方法有支持性心理治疗、催眠术、松弛训练、生物反馈疗法、森田疗法等。另外,也可短期针对性使用药物治疗,如抗抑郁药物、抗焦虑药等。

(四)提高家庭和社会支持,改善患者的生存质量

癫痫患者应有良好的生活习惯和饮食习惯,避免过饱、疲劳、睡眠不足或情

感波动。食物以清淡为主，忌辛辣，最好能戒烟酒。除带有明显危险性的工作（如驾驶、高空作业、游泳等），不宜过分限制。更重要的是解除其精神负担，不要因自卑感而脱离群众；让其树立战胜疾病的信心；医师需要对患者耐心解释，使其对疾病有正确的认识。

癫痫患者往往存在生活、就业、婚姻、与亲友关系不融洽、经济水平偏低等家庭和社会问题。强大的家庭和社会支持是患者正确面对疾病、战胜疾病的基础。随着社会的发展和进步，癫痫患者的生活质量日益为人们重视，生活质量包括发作状态、情感生活、任务与休闲性活动、健康状态、经济状态、家庭关系、社会交往、记忆功能等多个方面。

影响癫痫患者生活质量的因素有患者的智力水平、认知功能、患者受教育水平、家庭和社会的支持等多种因素。家庭康复是癫痫治疗中的重要一环，许多患者需要家庭的看护和照料，让患者的亲友了解癫痫的基本知识，给癫痫患者以足够的关心、理解、尊重和支持，督促患者按时、按规定服用药物，提高药物治疗的依从性，合理安排日常生活，避免不良嗜好的养成，释放负性不良情绪，保持良好心理状态，增强患者的责任感，鼓励患者积极参加有益的社交活动，克服自卑心理，指导患者承担力所能及的社会工作，同时避免危险活动和工作，让患者在自我实现中体会到自身的价值，从而提高战胜疾病的信心。

社会支持在癫痫患者康复中具有重要的作用。通过立法保护癫痫患者的学习、受教育、婚姻、生育、就业等的合法权益，增加患者的各项福利和医疗保险，改善癫痫患者的经济状况。向全社会进行癫痫科普教育，纠正社会上某些人群对癫痫患者的歧视和错误看法。促进癫痫患者参与社会活动，培养乐观豁达的性格，减少自卑感，提高抗癫痫药物治疗的依从性，减轻疾病的症状，减缓疾病的发展，提高患者的生活质量。

(五)职业康复

在国外，有一些非营利性机构为癫痫患者提供职业康复服务，以培训患者并协助其找到工作。职业康复服务主要包括以下内容。

(1)诊断性评估：评估其残疾状况，确定职业需要技能的目前状况。

(2)辅导：确定目标，做出选择，确定职业需要培训的技能并提供支持。

(3)培训：基本和特殊职业技能，记忆和注意的代偿技巧，工作搜寻策略，面试技巧，工作指导，个人简历书写和合法权利。

(4)咨询：在职培训计划和其他支持性工作经历和职业教育。

(5)工作安排:在竞争性的工作岗位、在家或支持性的社区就业或有保护的工场。

(6)协助:与相关的专业机构进行协助。

第三节 帕金森病

一、概述

帕金森病(PD)又称震颤麻痹。是一种以静止性震颤、肌僵直、行动迟缓、自主神经功能障碍为特征,呈缓慢进展性的神经系统的变性疾病(少数患者进展迅速)。

病因及发病机制:帕金森病的病因仍不清楚。目前的研究倾向于与年龄老化、遗传易感性和环境毒素的接触等综合因素有关。①年龄老化:有研究表明,正常人 30 岁以后脑内多巴胺神经元及其通路即开始减少,纹状体多巴胺含量降低。在正常老年人中,多巴胺神经元死亡少于 60%,而且由于代偿而无症状出现。但如果多巴胺神经元死亡超过 60%,则会出现帕金森病的症状。②环境因素:流行病学调查结果发现,帕金森病的患病率存在地区差异,所以人们怀疑环境中可能存在一些有毒的物质,损伤了大脑的神经元。③遗传易感性:医学家们在长期的实践中发现帕金森病似乎有家族聚集的倾向,有帕金森病患者的家族其亲属的发病率较正常人群高一些。多数研究者倾向于帕金森病的病因是上述各因素共同作用的结果。即中年以后,对环境毒素易感的个体,在接触到毒素后,因其解毒功能障碍,出现亚临床的黑质损害,随着年龄的增长而加重,多巴胺能神经元逐渐死亡变性,最终失代偿而出现帕金森病的临床症状。

病理及生化病理:帕金森的病理改变相对集中于脑干某些含色素的神经元,主要在黑质的多巴胺神经元、蓝斑神经元、脑干的中缝核、迷走神经背核等。肉眼可见黑质的色素消退,镜下可见神经细胞的缺失、变性和空泡形成,细胞质内出现特征性的嗜酸性包涵体(Lewy 小体),神经胶质增生。但 Lewy 小体并非PD 特征性病变,它还可见于多系统萎缩、皮质基底核变性、进行性核上性麻痹、运动神经元变性、阿尔茨海默病等。多巴胺(DA)由黑质生成后,沿黑质纹状体通路运输至黑质纹状体束的神经末梢囊泡内。患者康复护理学黑质严重破坏,导致神经末梢的 DA 不足。DA 是纹状体抑制性神经递质,而乙酰胆碱(ACh)是纹状体的兴奋性神经递质。正常人的纹状体,此两种神经递质处于动态平衡中,现因 DA 丧失,使纹状体失去抑制作用,ACh 的兴奋性就相对增强故出现震颤麻痹的症状。

诊断标准如下。

(1)至少具备以下 4 项主征中的两项:静止性震颤、运动迟缓、肌强直和姿势步态障碍;且至少要包括前两项其中之一。

(2)患者的帕金森病症状和体征不是由于脑外伤、脑血管疾病、脑肿瘤、病毒感染、或其他已知的神经系统疾病,以及已知的药物和化学毒物所引起。

(3)患者必须没有下列体征:明显的核上性共视运动障碍、小脑征、核性发音障碍、直立性低血压[改变超过 4.0 kPa(30 mmHg)以上]、锥体系损害以及肌萎缩等。

(4)左旋多巴制剂试验有效。具有上述所有四项标准的患者可临床诊断为帕金森病。临床诊断与死后病理符合率为 75%～80%。

二、主要功能障碍评定

(一)震颤

虽然有 50%～80%的病例起病隐袭,而且震颤的特异性较低,但帕金森患者的首发症状仍通常是4～8 Hz 的静止性"捻丸样"震颤。这种震颤在肢体静止时最为显著,在肢体执行活动时减弱,在睡眠中消失,但仍有多数患者在活动中也有震颤;且在情绪紧张或疲劳时使震颤加重。通常震颤自一侧肢体(单个上肢或下肢,上肢较多见)开始,早期双侧肢体症状不对称。随着病情发展,下颌、舌头、前额与眼睑也能出现震颤。

(二)肌肉僵直

肌强直是帕金森病的主要症状之一,主要是由于主动肌和拮抗肌均衡性张力增高所致。常会引起主观上的全身僵硬和紧张,但患者的主诉与强直程度之间并不一定平行。如果强直在被动运动中始终存在,则被称为"铅管样强直",若同时伴有震颤时,被动运动时医者可明显感到有齿轮样感觉,则称之为"齿轮样强直"。强直的存在,在早期因限制了患者的活动程度,可出现明显的笨拙,至晚期,因全身肌肉的僵硬,患者常呈现一种帕金森患者特有的姿势:面具脸,头稍向前倾,躯干俯屈,前臂内收,肘关节屈曲,腕关节和指间关节伸直,拇指对掌、髋、膝关节轻度屈曲,使身体失去正常直立姿势,呈弯曲前倾姿势。

（三）运动迟缓

由于肌张力增高、姿势反射障碍,帕金森患者随意动作减少,运动幅度减少,包括随意运动启动困难和运动迟缓,出现一系列特征性运动障碍症状,如起床、翻身动作缓慢,步行和行走时变换方向困难、行走中一旦停下,再次起步会非常困难。面部表情肌活动减少,常双眼凝视,瞬目减少,呈面具脸,讲话慢、语音低且单调,口咽部肌肉活动障碍至流涎、吞咽困难,手指精细动作如扣纽扣、系鞋带等困难,书写时字愈写愈小,为写字过小征等。

（四）姿势步态异常

病情逐渐发展使得患者调节身躯和四肢方位的能力障碍,患者常具有头颈及躯干前倾屈曲,上臂保持在躯干两侧,肘、腕及膝关节屈曲的特殊姿势。随着病情进展,患者行走时步幅缩短、转弯时容易跌倒、双臂同步摆动障碍、碰撞时无法保持身体平衡,甚至由于颈胸部弯曲加重导致站立困难。

（五）僵动现象

僵动现象指动作的起始困难或重复性动作困难。一般认为,"僵动现象"是一种不依赖于运动迟缓或强直的帕金森病的独立表现。有的患者刚起身时常全身不能动,持续数秒至数十分钟,叫作"僵动现象"。有"僵动现象"的患者就存在"急促现象",比如患者行走时常出现越走越快乃至曳足而行不能停止的情况,称为"急促步态"。

（六）言语及吞咽障碍

由于肌肉的强直和协调功能异常,言语障碍也是帕金森病患者的常见症状,表现为语言不清,说话音调平淡,音量降低,声音发颤或高音调,语速快,没有抑扬顿挫,节奏单调等等。吞咽困难也是咽喉肌运动障碍的缘故,患者会因言语障碍逐渐影响日常生活中的言语交流,更由于吞咽困难造成进食过少而致全身营养障碍。

（七）精神障碍

运动障碍、异常步态、生活自理能力逐渐下降等增加了患者的精神压力和严重的窘迫心理,使得患者常常出现精神方面的症状,表现为抑郁、幻觉、认知障碍等症状,尤以抑郁最为常见,患者常常表现为表情淡漠,情绪低落,反应迟钝,自制力差,无自信心,悲观厌世;也有的表现为情绪焦虑、多疑猜忌、固执、恐惧、恼怒等。

(八)膀胱障碍

膀胱障碍也是帕金森病患者常见的问题。表现为尿急、尿频和排尿不畅,其中尿失禁出现于5%～10%男性患者中,经尿动力学研究发现这是由于逼尿肌过度反射收缩和外括约肌的功能障碍所致。虽然患者常表现为类似前列腺肥大的症状,但前列腺切除术效果常常不理想。

(九)其他自主神经功能障碍症状

迷走神经背核损害造成自主神经功能紊乱的原因。患者常出现顽固性便秘,这是由于肠蠕动的运动徐缓所致,钡餐检查可见大肠无张力甚至形成巨结肠,但很少出现肠梗阻。食管、胃及小肠的运动障碍可引起吞咽困难、食管痉挛以及胃一食管倒流等,吞钡检查可见异常的食管收缩波。面部皮脂分泌增多甚至出现脂溢性皮炎在本病也多见。还有的患者大量出汗,有的仅限于震颤一侧,所以有人认为是由于肌肉活动增加所致,但另有患者出汗并不局限于震颤一侧,仍考虑由于交感神经障碍引起。

(十)障碍的评估

精确可靠的障碍评估对评价疗效是十分必要的,以下分别介绍常用运动缺损的评估量表,1967 年由 Margarethoehn 和 MelvinYahr 发表的量表(表 6-2)和 Schwab&England 日常活动分级评分量表(表 6-3)如下。

表 6-2　hoehn-Yahr 分级

分期	表现
Ⅰ期	单侧身体受影响,功能减退很小或没有减退。
Ⅱ期	身体双侧或中线受影响,但没有平衡功能障碍。
Ⅲ期	受损害的第一个症状是直立位反射,当转动身体时出现明显的站立不稳或当患者于两脚并立,身体被推动时不能保持平衡。功能方面,患者的活动稍受影响,有某些工作能力的损害,但患者能完全过独立生活。
Ⅳ期	严重的无活动能力,但患者仍可自己走路和站立。
Ⅴ期	除非得到帮助只能卧床或坐轮椅。

表 6-3　Schwab&England 日常活动分级

活动度(%)	表现
100	完全自理无动作缓慢、动作困难或动作障碍,无任何困难的感觉。
90	完全自理轻微动作缓慢、动作困难或动作障碍,或许要花比正常多两倍的时间,感觉有些困难。

活动度(%)	表现
80	大部分时间完全自理,要花比正常多两倍的时间,感觉有些困难和迟缓。
70	不能完全自理,处理日常活动较吃力;要花比正常多3～4倍的时间。
60	一定的对人依赖性可作大部分日常活动,但缓慢而吃力,易出错,有些事做不了。
50	依赖别人做任何事都吃力。
40	不能自理多数活动需别人帮助才能完成。
30	绝大多数活动需别人帮助才能完成。
20	有些事情能做一点,但自己不能完成任何日常活动,严重病残。
10	完全不能自理,完全病残。
0	自主神经功能如吞咽及大小便功能障碍,长期卧床。

三、康复治疗

(一)关节活动度维持训练

脊柱、肩、肘、腕、指、髋、膝、踝、趾各部位的活动度都应顾及。对于脊柱,主要进行前屈后伸、左右侧屈及旋转运动。这是维持姿势稳定性以及进行躯干旋转、体重转移的必要条件。若病情发展至患者不能进行主动活动,也可行缓慢的有节奏的被动运动,不仅能使患者放松,也能牵引紧缩的肌肉,防止挛缩发生,并通过持续缓慢的牵拉,逐渐扩大 ROM 范围,延长运动持续时间,更为患者日后进行更多更大范围的运动打下基础。

(二)肌力训练

帕金森患者因其所存在的运动障碍而导致活动减少,甚至卧床不起,因而进一步加重肌力减退。患者应进行积极的肌力训练,对今后的日常生活大有裨益。比如上肢可用哑铃操或徒手训练;下肢股四头肌的力量和膝关节控制能力密切相关,可采用蹲马步或直腿抬高等锻炼方法;腰背肌的训练可进行仰卧位的桥式运动或俯卧位的燕式运动;腹肌力量较差的患者,从站立位坐下时常因不能控制躯干而后跌,可通过仰卧起坐来训练。由于患者常有屈肌痉挛而导致各关节的屈曲挛缩,因此伸肌训练显得尤为重要。

(三)重心转移和平衡训练

坐位平衡指人体于坐位时,向坐位周围所完成的多方向、多角度活动而能保持平衡的能力。站立平衡则包括维持相对静止站立而无须过度运动肌肉,能在

153

站立位来回移动以进行多种活动,有移出移入以及跨步等能力。训练坐位平衡时可让患者重心在两臀间交替转移,以及在垫子上的前后左右行走。而训练站立平衡时,一开始患者双足可开立 25～30 cm 左右,向左右前后移动重心,并保持平衡;向前后左右跨步运动;躯干和骨盆左右旋转,并使上肢随躯干进行大的摆动,让患者从前、后方或侧方取物等,待稳定后便可由治疗师突然施加外力或推或拉,最好能诱使患者完成迈步反射。

(四)步行步态训练

PD 患者常有起动困难、抬腿低、步距短、步频快和上下肢动作不协调等情况存在,行走过程中容易跌倒,据报道,38％的帕金森患者有摔倒史,更有摔倒频率达一周一次的。因此步行训练有着极为重要的意义。对于下肢起步困难的患者,最初可脚踢患者的足跟部向前,或用膝盖推挤患者腘窝使之迈出第一步,以后可在患者足前地上放一矮小的障碍物(或一张纸),提醒患者需迈过时方能起步,抬腿低者可在肋木上进行高抬腿的练习,步距短的患者可以在地板上加设足印标记、行走路线标记,步频快者需要在行走时予以提醒,可喊口令"1、2、1"或击掌。对于上、下肢动作不协调的患者,一开始可嘱患者做一些站立相的由躯干旋转所带动的两臂摆动等动作,幅度可较大。

(五)言语、吞咽训练

1.言语训练

帕金森患者因对呼吸肌肉活动控制的能力降低,使得未完成句子前就停顿,做频繁的呼吸。久之甚至由于肌肉的僵直使得患者完全无法发音,使患者的生存质量大大降低。

(1)呼吸训练,要求在呼气时持续发元音,要求能连续 10～15 秒为佳。练习闻花香、吹蜡烛等动作。

(2)帮助患者进行有计划的发音训练,从简单的元音开始,到声母、韵母,再到字、词发音,逐步增加到一个短句,循序渐进,要求发音清楚。

(3)训练发音时的音量、音调和语速,注意控制呼吸频率和调整发音时肌肉运动力度,使发音时用力相对均匀,逐步建立有规律的运动方式,促进发音。

(4)提供训练条件和互相语言交流的机会,增强训练信心,鼓励患者已取得的进步,渐渐使患者重新回到自由生活中去。

2.吞咽训练

肺炎是帕金森患者重要的并发症之一,而部分是由误吸所致,故吞咽训练有着十分重要的地位。

（1）食物及进食途径的改善：轻中度的吞咽困难可通过饮食调节而得到控制，如采用切碎、煮烂食物的方法，或用搅拌机将食物搅成匀浆状，也可选用婴儿营养米粉及其他的营养补充制品等。当发生严重的吞咽困难时则可采用鼻饲管或经皮胃造口术，以提供充分的营养。

（2）吞咽器官功能的改善。首先可让患者进行下颌运动训练：尽量张口，然后松弛并向两侧运动。对张口困难患者，还可对痉挛肌肉进行冷刺激或轻柔按摩，使咬肌放松，让患者体会开合下颌的感觉。另外还可让患者做以白齿咬紧压舌板的练习以强化咬肌肌力。舌的运动对于食物向咽部的输送过程有着很大关系，可进行如下方式训练：让患者以舌尖舔吮口唇周围及上下牙齿，练习舌的灵活性；尽力向前面及两侧伸舌，不充分时可用纱布裹住舌尖轻轻牵拉，然后让患者用力缩舌，促进舌的前后运动；用压舌板抵抗舌根部，练习舌根抬高等。

（3）咀嚼及吞咽习惯的改善：多吞咽口水，说话前记住吞咽口水；每口的食物宜少量，慢慢咀嚼，每口食物吞咽两次；喝水时每口的水量宜少，速度宜慢，为了防止水吸入气管，喝水时勿仰起头；用吸管喝水时吸水不要吸得太急，每口的水量也宜少；勿将太长的吸管含在口腔内；口中含有食物时不说话。

（4）若有食物滞留咽部，可行以下方法。①空吞咽：每次吞咽食物后，反复做几次空吞咽，待食物全部咽下后再进食；②交互式吞咽：让患者交替吞咽固体食物和流食，或每次吞咽后饮少许水（1～2 mL），这样既有利于激发吞咽反射，又能达到去除咽部滞留食物的目的；③点头样吞咽：颈部后仰时会厌谷变窄，可挤出滞留食物，随后低头并做吞咽动作，反复数次，可清除并咽下滞留的食物；④侧方吞咽：梨状隐窝是另一处吞咽后容易滞留食物的部位，通过颏部指向左、右侧点头样吞咽动作，可去除并咽下滞留于两侧梨状隐窝的食物。

（六）饮食护理

帕金森病患者多为老年人，应以清淡易消化、多维生素多纤维素、高蛋白、低盐低脂食物为主，如豆浆、牛奶、鸡汤、米粥等易于消化和有营养的食物，还要适当增加蔬菜、水果的摄入。因蛋白质可影响左旋多巴进入脑部起作用，服用美多巴治疗者宜限制蛋白质摄入量，宜在每天每公斤体重 0.8 g 以下，全天总量约 40～50 g。在限制范围内多选用乳、蛋、肉、豆制品等优质蛋白质。另外，肥肉、荤油及动物内脏等也尽量不吃，因为过高的脂肪也会延迟左旋多巴的吸收而影响药效。患者进食时应细嚼慢咽，提供充足的进餐时间，做好口腔护理，防止食物残渣残留。帕金森患者每天应喝 6～8 杯水及饮品。充足的水分能使身体排出较多的尿量,减少膀胱和尿道细菌感染的机会。充足的水分也能使粪便软化、易排,防止便秘的发生。

(七)心理护理

抑郁在 PD 患者中常见,由于病情较长,又有流涎、震颤、僵直等自身形象的改变,加上言语障碍、行动迟缓、生活自理能力逐渐下降,以及由于对疾病的认识不够,易产生焦虑、孤独、自卑、烦躁、抑郁,甚至厌世的心情。据统计约有近 1/2 的患者受此困扰,部分患者甚至以抑郁为首发症状。

护士应密切关注患者思想波动,及时排解心中郁闷,多与患者交流,并针对不同年龄、不同的职业文化水平和心理需求,采取不同的心理疏导方法。

(1)从入院时起即给予心理护理,向患者介绍医院环境,主管医师和护士,通过与患者交谈,收集患者的资料,了解患者的需要,对患者的心理状况做出评估,并使患者从陌生的环境中解脱出来,以良好的心境接受治疗。

(2)护士应耐心倾听患者的诉求,根据患者的心理状况,向患者及家属介绍发病的原因、治疗过程、治疗前景、服药注意事项。鼓励患者积极参与各种娱乐活动,激励战胜疾病信心,提高生活质量。

(3)采取认真、耐心、缓慢、和蔼、热情的态度听患者说话,用亲切同情的目光,鼓励患者说出最担心什么,最需要什么,耐心倾听患者的各种心理问题,并给予适当的鼓励、劝告和指导,使患者感到尊重和理解。

(4)建立良好的护患关系:良好的护患关系是实施心理护理的基础,能充分调动患者自身的积极性,提高自我认知能力,增强治疗过程的依从性,使患者参与到自我护理中。

(5)充分发挥家属和环境的支持作用,尽量减轻或消除消极的情景影响,创造一种积极向上的氛围,可在周围安排有较好疗效的患者,通过情景感染使其产生积极的心理状态。

(八)二便护理

帕金森病患者特有的肌强直和运动迟缓也会影响肠道肌肉,使粪便运动迟缓,粪便中液体被过度吸收,粪便干结,而难于排便。再加上疾病本身所致的自主神经功能紊乱更使尿潴留、便秘腹胀等的存在。可予以下方法。

(1)作息定时:鼓励减少卧床时间,增加运动量,另要消除精神紧张的因素。

(2)饮食调节:水分和膳食纤维在控制便秘上有同等重要的作用。膳食纤维能增加粪便量,水分则能软化粪便,两者共同促进肠道排出粪便。如果单纯增加膳食纤维的摄入而忽视了水分的补充,粪便会变得更干结,难以排出。可多进食水、清汤、果汁等,以及给予含纤维素丰富的蔬菜、水果,多吃粗粮(如全麦面包、燕麦片)和薯类(马铃薯、甘薯),促进肠蠕动。

(3)顺时针方向按摩腹部以促进排便。对排尿困难的患者,可热敷、按摩膀胱区,让患者听流水声,以刺激排尿。

(4)必要时予以缓泻剂,如乳果糖或山梨聚糖等缓泻剂或刺激性泻药是最后的选择。尿潴留的患者可留置导尿管。

(九)用药护理

研究认为,帕金森病的主要病变在于大脑黑质——纹状体系统中多巴胺能神经元进行性变性,故提高中枢神经系统中多巴胺的含量或纠正多巴胺能神经与胆碱能神经两大系统功能的不平衡是治疗帕金森病的出发点。目前较为有效的药物是左旋多巴/卡比多巴,还有多巴胺受体激动剂(包括麦角胺类及非麦角胺类)、儿茶酚-O-甲基转移酶抑制剂、单胺氧化酶 B 抑制剂、抗胆碱能药物等等。

1.用药原则

长期服药、控制为主、对症用药、酌情加减、最小剂量、权衡利弊、联合用药。

2.了解药物不良反应

口服左旋多巴后近期不良反应有胃肠道症状、心血管症状、短暂性的转氨酶升高等,长期服用后往往出现"峰值异动症""开-关现象"和"剂末"现象。多巴胺受体激动剂不良反应包括恶心、呕吐、直立性低血压、镇静、幻觉等。胆碱能抑制剂不良反应则包括口干、瞳孔散大、出汗减少及顽固性便秘、视力模糊、心悸、皮肤干燥、面红等。

其中最需重视的就是服用多巴胺类药物治疗时的"峰值异动症""开-关"现象和"剂末"现象,具体如下。

(1)峰值异动症:这是应用左旋多巴治疗中最常见的不良反应。当患者体内左旋多巴的量达到峰值的时候,通常会出现舞蹈样的不自主运动,时间不会太长,一般在服药后 1~2 个小时内出现,这时大脑中多巴胺的水平是最高的。我们称其为"峰值剂量"的舞蹈症。通常包括抽动、推拉、点头、做各种手势和痉挛样活动,或者只是坐立不安。症状可能比较轻微甚至难以察觉,而当症状严重时,患者会出现肢体某些部位像舞蹈一样快速活动,因此变得烦躁并且行动笨拙。

(2)开-关现象:是指部分患者长期服用左旋多巴后出现症状波动,当药物发生作用时能够恢复到正常人的功能状态,药效过后,又出现帕金森病的症状,如患者突然出现肌僵直,震颤,运动不能,持续数分钟至 1 小时后症状缓解,患者又可活动如平常甚至出现多动。此种现象一天中可反复迅速交替出现多次,变化速度可以非常快,并且往往是不可预测的。病情的变化就像是电源的开、关一样,所以临床上形象地称这种现象为"开-关现象"。

(3)剂末现象:服用左旋多巴若干年后会出现药性的减弱,药效维持时间越来越短,称为剂末现象。此现象的出现导致用药量不断增加,且每次用药后期会出现症状的恶化。有研究显示,应用左旋多巴治疗帕金森患者 2~5 年后,剂末现象发生率达 30%~50%。

鉴于以上种种的药物不良反应,对于帕金森病应采取综合治疗,坚持"剂量滴定""细水长流、不求全效"等用药原则,通过药物治疗以延缓疾病进展、控制症状,并尽可能做到长期的症状控制。而护理人员应按时给患者发药,正确指导患者服药,注意用药剂量,并严密观察不良反应和治疗效果,正确区分药物的正常反应和不良反应。

3.服药时间

一般来说,空腹或餐后 1~1.5 小时后用药为好,有利于药物的吸收。服药前后不宜多进高蛋白饮食,因为蛋白质会影响复方多巴类药物在肠道的吸收以及影响其运转到脑内。因此如需补充蛋白,最好在服药后一段时间进食为宜。如下午服药,则晚餐才进食蛋白类食物。

(十)并发症预防

帕金森患者老年居多,免疫功能低,对环境适应能力也较差,容易产生较多并发症。

(1)随时注意保持病室的整洁、通风,注意夏、冬季需以空调调节温度。注意预防受凉感冒,以免加重病情。

(2)对于晚期行动不便,长期卧床的患者,应保持床铺清洁干燥、勤洗澡、换内衣、剪指(趾)甲等。按时给予变换体位,做好皮肤护理,防止尿便浸渍皮肤和褥疮的发生。

(3)早期患者需坚持每天自主康复锻炼,若至晚期行动困难,则可行四肢关节的被动活动,防止肌肉的萎缩和关节挛缩等并发症。

(4)坠积性肺炎、泌尿系感染也是 PD 患者最常见的并发症,因此每次翻身应叩背排痰,更鼓励自主咳痰以预防肺部感染。鼓励患者多饮水,以稀释尿液,预防尿路感染。

(5)加强安全措施,预防意外。因震颤、强直、平衡功能障碍以及口服抗胆碱类药物引起直立性低血压等,使患者活动能力明显减退而容易发生跌跤,应嘱患者在变动体位时宜慢,行动时最好有人协助。床上应设有床挡,路面及厕所要防滑,走道中加装扶手等。以预防意外发生。

(十一)健康教育

(1)保持环境安静,营造和谐的家庭氛围,保持患者乐观的情绪,避免各种刺激,以免加重震颤或肌强直。

(2)注意安全,防止摔伤。平时应穿合适的防滑鞋,房间整洁,照明充分,地面平整干燥。必要时借助辅助具进行步行。

(3)做好个人清洁卫生,保持皮肤的清洁与完整,卧位或坐位时定时对受压部位减压,避免压疮发生。

(4)药物疗法注意事项:平时按医嘱正确服药,增加或减少药物剂量时,须按照小剂量滴定的原则,以 1/4 或 1/2 片开始并持续观察药效。掌握好服药的时间,抗胆碱类药如苯海索等,不良反应较大,宜在餐后或进食时服用;金刚烷胺可引起失眠,宜在早餐服用;左旋多巴类易出现恶心、呕吐,宜采用多次小剂量。如果服药期间出现症状加重,应及时去医院就诊。

(5)功能锻炼原则:"循序渐进、持之以恒、因人而异",在运动方式的选择与个人兴趣、爱好相结合,运动要缓慢进行,避免激烈运动。

(6)社会家庭的支持:随着病情的进展,将逐渐影响患者的自理能力,常需要家庭成员的帮助与支持。指导家属为患者创造良好的家庭环境、正确的康复训练方法。鼓励和督促患者参与各项活动,调动其积极性,坚持长期的康复训练,提高康复效果。

(7)出院后的复诊:帕金森病属慢性终身性疾病,为了控制疾病发展,延缓功能的丧失,回家后须继续康复锻炼,并按医嘱定时复诊。根据患者的情况,及时调整康复治疗方案。

第四节　脊髓灰质炎

脊髓灰质炎是由脊髓灰质炎病毒引起的小儿急性传染病,多发生在 5 岁以下的小儿,尤其是婴幼儿,故又称小儿麻痹症。自从口服的脊髓灰质炎减毒活疫苗投入使用后,发病率已明显降低,许多国家已消灭本病。

一、流行病学

传染源为各型患者及病毒携带者,其中隐性感染者和无瘫痪的患者是最危险的传染源。本病以粪口感染为主要传播方式。鼻咽分泌物在病初数天可以带病毒,因而也可以通过飞沫传播,但为时短暂。人群普遍易感。感染后人体对同型病毒产生持久免疫力。四季均可发病,较集中于夏、秋季。发病年龄以6个月至5岁最高,占90%以上。

二、病因与发病机制

脊髓灰质炎病毒属于小 RNA 病毒科的肠道病毒,按其抗原不同,可分为Ⅰ、Ⅱ、Ⅲ型,各型间很少交叉免疫。该病毒体外存活力很强,在水和粪便中存活甚久,低温环境中能长期保存活力;高温、紫外线照射和漂白粉、过氧化氢等氧化剂均能杀灭之。病毒从咽部或肠壁进入局部淋巴组织中增殖,同时向外排出病毒,此时机体免疫反应强,病毒可被消除,则形成隐性感染;如果免疫应答未能将局部病毒清除,病毒可经淋巴进入血循环,形成第一次病毒血症,进而扩散到全身淋巴组织中增殖,病毒大量增殖后再次入血,形成第二次病毒血症。如果病毒未侵犯神经系统,机体免疫系统又能清除病毒,则形成顿挫型感染。如果病毒侵入神经系统,轻者不发生瘫痪,称为无瘫痪型;重者发生瘫痪,称为瘫痪型。在此期间,一些因素如劳累、感染局部刺激、手术及预防接种均可使机体抵抗力降低,使病情加重,并可促进瘫痪的发生。

三、病理

病理变化以脊髓前角运动神经元损害为主,尤以颈段和腰段损害多见,其次是脑干及中枢神经系统的其他部位。神经细胞内胞浆溶解,周围组织充血、水肿,血管周围炎性细胞浸润。急性后期,水肿和炎症消退,神经细胞可逐渐恢复功能。病变严重者神经细胞坏死、瘢痕形成,则可造成持久性瘫痪。其他病变为局灶性心肌炎、间质性肺炎、肝及其他脏器充血和血肿、淋巴结增生肿胀等。

四、临床表现

(一)潜伏期

一般为5~14天。临床表现因轻重程度不等而分为无症状型,占90%以上;顿挫型,占4%~8%。瘫痪型为本病之典型表现,可分为以下各期。

(二)前驱期

主要表现为发热、食欲缺乏、乏力、多汗、咽痛、咳嗽及流涕等上呼吸道感染症状。尚可见恶心、呕吐、腹泻、腹痛等消化道症状。持续 1～4 天,多数患者体温下降,症状消失,次称顿挫型。

(三)瘫痪前期

可从前驱期直接发展至本期,也可在前驱期热退后 1～6 天再次发热至本期(双峰热)开始,也可无前驱期而从本期开始。本期特点是:出现高热、缺痛、颈强直、脑膜刺激征阳性等中枢神经系统感染的症状及体征,同时伴有颈、背、四肢肌肉疼痛及感觉过敏。小婴儿拒抱,较大患儿体检可见以下体征。

(1)三脚架征:病儿在床上坐起时需两臂向后伸至以支撑身体呈特殊的三脚架征。

(2)吻膝试验阳性:小儿坐起后不能自如地弯颈使下颌抵膝。

(3)头下垂征:将手置患者肩下,抬起其躯干时,头与躯干不平行。亦可有多汗、皮肤微红、烦躁不安等自主神经系统症状。此时脑脊液已出现异常,呈现细胞蛋白分离现象。若 3～5 天后热退,则无瘫痪发生;若病情继续发展,且出现反射改变(最初是浅反射,以后是深腱反射抑制),则可能发生瘫痪。

(四)瘫痪期

瘫痪大都于瘫痪前期的第 3～4 天出现,无法截然将这两期分开,特别是不出现双峰热时,前驱期直接进入瘫痪期。瘫痪随发热而加重,热退后瘫痪不再进展,无感觉障碍。可分为以下几型。

(1)脊髓型:最常见。瘫痪的特点是两侧不对称的弛缓性瘫痪,多见单侧下肢。近端大肌群常较远端小肌群瘫痪出现早且重。如累及颈背肌、膈肌、肋间肌时,可出现竖头及坐起困难、呼吸运动障碍、矛盾呼吸等表现;腹肌或肠肌瘫痪则可发生顽固性便秘;膀胱肌瘫痪时则出现尿潴留或尿失禁。

(2)延髓型:病毒侵犯延髓呼吸中枢、循环中枢及脑神经核,可见颅神经麻痹及呼吸、循环受损的表现。

(3)脑型:较少见。表现为高热、意识障碍、嗜睡或昏迷、上神经元瘫痪等。

(4)混合型:兼有以上几型的表现,常见脊髓型合并延髓型。

(五)恢复期

瘫痪肢体功能逐渐恢复,一般从肢体远端开始,继之近端大肌群,轻症 1～3 个月恢复,重症需 6～18 个月恢复。

(六)后遗症期

如果神经细胞损伤严重,某些肌群的功能不能恢复,就会出现长期瘫痪。继而肌肉萎缩,肢体发生畸形,如脊柱弯曲、足内翻或外翻、足下垂等,从而影响其功能,使其不能站立、行走或出现跛行。多见于延髓型患者,呼吸肌麻痹者易继发吸入性肺炎、肺不张。尿潴留易并发泌尿系感染;长期卧床可致褥疮、肌萎缩、骨质脱钙、尿路结石和肾衰竭等。

五、功能评定

(1)一般检查:观察畸形部位、程度、肢体力线情况、肌肉有无萎缩、各种动作的特点及姿势等。

(2)肌力检查。

(3)肢体测量:包括肢体长度和周径的测量。

(4)关节活动范围测量。

(5)步态分析。

(6)日常生活能力评定。

(7)心理测试。

(8)职业能力评价和残疾评定。

六、康复治疗

(一)治疗分期

可以分为急性期、恢复期、后遗症期治疗。恢复期和后遗症期的治疗方案基本相同。

(二)康复治疗方案

1.急性期

以卧床休息为主,避免过早活动肢体。瘫痪肢体置于功能位,以防畸形。有肌肉疼痛者可选择适当的物理因子治疗,如热敷、红外线等。

2.恢复期和后遗症期

急性期过后尽早开始被动和主动运动,最大限度减少挛缩和畸形。主动运动应根据肌力情况,制定具有针对性的训练方案,包括等长和等张收缩、向心和离心收缩及强度和耐力训练等,肌力训练应循序渐进,劳逸结合,持之以恒。电刺激可以延缓肌肉萎缩,有利于肌肉的神经再支配。矫形器和辅助具可以保持肌肉和关节的正常力线,防止肌力不平衡发展或出现畸形。传统疗法包括中医中药、按摩和针灸等。

第五节 运动神经元病

一、概述

运动神经元病是一组病因未明,选择性侵犯脊髓前角细胞、脑干运动神经元和/或锥体束的慢性进行性变性疾病。临床以上和/或下运动神经元损害引起的瘫痪为主要表现。本病为持续性进展性疾病。目前尚没有有效的治疗能阻止或延缓临床及病理进程,康复治疗可在一定程度上减轻患者的痛苦,并最大限度地提高患者的生活质量和独立能力。

世界各地运动神经元病总的发病率为(1~2)/10万,患病率为(4~6)/10万。运动神经元病发病年龄可从10~80岁不等,但多数在中年以后发病,平均年龄是40~50岁。男性发病率高于女性,比例为(1.5~2):1。随着发病年龄增加,这一比例逐渐下降,70岁发病者男女比例约为1:1。从发病到死亡(或依赖呼吸肌)的平均存活时间是2~4年,5年存活率为19%~39%,10年存活率为8%~22%。平均存活时间与发病年龄、性别、临床症状(有无球麻痹)及疾病进展情况有关。其中发病年龄是判断存活时间的重要因素之一,年轻患者存活时间相对较长。调查发现40~50岁发病者平均存活时间是45个月,而80岁发病者平均存活时间仅为20~25个月。

确切病因目前尚不清楚,可能是患者自身因素和环境因素相互作用所致。运动神经元病的神经变性可能是遗传、免疫、中毒、慢病毒感染、兴奋性氨基酸毒性作用、氧化应激及环境等多种因素相互作用的结果。

运动神经元病选择性侵犯运动皮质第5层的Betz细胞、脑干下部运动神经元、脊髓前角细胞,主要改变是神经细胞变性,数目减少。支配眼外肌运动神经核和支配骨盆肌肉的Onuf核一般不受影响,故患者眼球运动和膀胱直肠控制常保留。颈髓前角细胞变性最显著,是最常并早期受累的部位。镜下见变性神经元的突出特征是胞浆内透明的Lewy样或skein样包涵体。颈髓前角和Ⅹ、Ⅺ、Ⅻ对脑神经核神经元消失常伴有胶质细胞增生。受累骨骼肌表现为脂肪浸润和失神经支配后萎缩,残存肌肉间神经纤维发芽,运动终板体积增加。运动神经元病临床进展速度不仅取决于神经元变性的速度,还取决于神经再支配的作用效果。皮质脊髓束和皮质延髓束弥漫性变性;锥体束变性最先发生在脊髓下部,并逐渐向上发展。

本病临床通常分为四型。

(一)肌萎缩性侧索硬化症(ALS)

累及脊髓前角细胞、脑干运动神经核和锥体束,表现为上、下运动神经元损害并存的特点。①多在40岁以后发病,男性多于女性。②起病时多出现单个肢体局部无力,远端肢体受累比近端重。首发症状常为上肢无力,尤其是手部肌肉无力、不灵活,以后出现手部小肌肉如大、小鱼际肌或蚓状肌萎缩,渐向近端上臂、肩胛带发展,多数患者疾病早期都有肌肉痛性痉挛或肌束颤动,对侧肢体可同时或先后出现类似症状;下肢痉挛性瘫痪,呈"剪刀步态",肌张力增高,腱反射亢进,病理征阳性;少数患者发病时先出现下肢无力,走路易跌倒,行走困难。③大多数 ALS 患者感觉系统不受影响,少数患者有麻木和感觉异常。④患者眼球运动和膀胱直肠控制常保留。⑤延髓麻痹常晚期出现。⑥病程持续进展,快慢不一,生存期平均 3~5 年,最终因呼吸肌麻痹或并发呼吸道感染死亡。

典型 ALS 患者认知功能不受影响,有报道 4%~6% 的患者伴有痴呆,主要是注意障碍。PET 扫描提示除运动皮质 ALS 患者大脑其他部位也有葡萄糖代谢下降,提示 ALS 患者额叶和皮层下组织功能异常。抑郁是 ALS 患者常见症状之一,据报道约 75% 的患者有中重度抑郁症状。

(二)进行性脊肌萎缩症

主要累及脊髓前角细胞,也可累及脑神经运动核。①多在 30 岁左右发病,男性多见。②表现为肌无力、肌萎缩和肌束颤动等下级神经元损害表现;首发症状常为手部小肌肉萎缩、无力,渐向近端上臂、肩胛带发展;远端萎缩明显,肌张力降低,腱反射减弱,无感觉障碍和括约肌功能障碍。③累及延髓可以出现延髓麻痹,常死于肺感染。

(三)进行性延髓麻痹

累及脑桥和延髓的运动神经核。①多在 40~50 岁以后起病。②常以舌肌最早受侵,出现舌肌萎缩,伴有颤动,以后腭、咽、喉肌、咀嚼肌等亦逐渐萎缩无力,以致患者构音不清、吞咽困难、饮水呛咳、咀嚼无力等。咽喉和呼吸肌无力使咳嗽反射减弱。软腭上举无力、咽反射消失、舌肌萎缩,有肌束颤动。双侧皮质脑干束受累可出现假性延髓性麻痹,患者有强哭、强笑,下颌反射亢进,真性和假性延髓性麻痹症状体征可以并存。③本病进展迅速,预后差;患者多在发病后1~3 年内死于呼吸肌麻痹、肺部感染等。

(四)原发性侧索硬化症

选择性损害锥体束。①少见,多在 40 岁以后发病。②病变常首先累及下胸段皮质脊髓束,出现进行性强直性双下肢瘫痪,渐及双上肢,表现为四肢瘫,肌张力增高,病理征阳性。③病程进行性加重,皮质延髓束变性可出现假性延髓性麻痹。④一般不伴感觉障碍,也不影响膀胱功能。

根据发病缓慢隐袭,逐渐进展加重,具有双侧基本对称的上或下,或上下运动神经元混合损害症状,而无客观感觉障碍等临床特征,并排除了有关疾病后,一般诊断并不困难。

脑脊液、血清酶学检查(磷酸肌酸激酶、乳酸脱氢酶等)、脑电图、CT、诱发电位(SEP、BAEP)多为正常。MRI 可显示脊髓萎缩。

肌电图可见纤颤、正尖和束颤等自发电位,运动单位电位的时限宽、波幅高、可见巨大电位,重收缩时运动单位电位的募集明显减少。做肌电图时应多选择几块肌肉包括肌萎缩不明显的肌肉进行检测,有助于发现临床上的肌肉病损。运动神经传导速度可正常或减慢,感觉神经传导速度正常。

目前尚无治疗运动神经元病的特效治疗方法。一般以对症支持治疗为主。

近年来获 FDA 批准的利鲁唑,既是谷氨酸拮抗剂,也是钠通道阻滞剂,据报道能延长 ALS 患者存活期,改善功能退化评分比率,推迟其机械换气时间。利鲁唑大规模临床研究证实利鲁唑能显著提高 ALS 患者生存率,但不能改善患者的运动功能。推荐最初使用剂量是50 mg,每天2 次。常见不良反应有恶心、无力、肝脏谷丙转氨酶增高。建议用药后前 3 个月每个月复查肝功能,以后每 3 个月复查 1 次。应用神经营养因子治疗本病尚处于研究之中。未来运动神经元病的治疗可能将致力于联合应用上述多种治疗方法,结合抗氧化、抗凋亡和基因治疗等,最终将延缓或终止疾病的进展。

大约50%的患者起病后 3～4 年死亡,5 年存活率是 20%,10 年存活率是 10%,少数患者起病后可存活长达 20 年。年长者和以球麻痹、呼吸肌无力起病者寿命明显缩短,而年轻患者和病变只累及上运动神经元或下运动神经元者预后较好。运动神经元病患者通常死于肺部感染、呼吸衰竭,少数死于摔伤。

二、康复

(一)诊断及相关问题

大约80%的病例诊断相对较为容易,有经验的神经内科医师甚至可在接诊后几分钟内即可做出诊断。约 10% 的病例诊断相对困难,还有 10% 的病例可能在发病后几个月才能被诊断。当发病时症状和体征相对较为局限或病变仅累及上或下运动神经元时较难立即做出诊断。

在等待寻找进行性肌肉无力的病因过程中,患者和其家庭可能非常焦虑。当被告运动神经元病的诊断时,多数患者和其家庭将很难完全理解这一疾病对其意味着什么。故医师必须要考虑到患者及其家庭对该诊断的情感反应。患者及其家庭要认识到:症状将会随时间逐渐进展,目前没有方法治愈该病,没有治疗方法使已经出现的症状得到恢复。同时还要让患者和其家庭了解以下的"正面"信息:①强调还有许多神经功能仍然保留,包括视力、听力、智力、感觉以及膀胱直肠功能等。②病情进展速度变化较大,部分患者疾病进展缓慢,可存活若干年。③一些治疗、辅助器具和矫形器等可有助于缓解某些症状。④许多研究正在探索运动神经元病的发病机制,已发现某些治疗可延缓疾病进程等。

(二)物理治疗和作业治疗

疾病早期患者仍能行走,生活可自理,治疗主要是维持功能独立性和生活自理能力,预防并发症如跌倒、痉挛、疼痛等,维持肌肉力量,对患者和其家庭开展疾病宣传教育。肌力训练和耐力训练要注意训练强度,以肌肉不疲劳为原则,训练过量会导致肌肉疲劳,加重肌肉无力和肌纤维变性。推荐进行等长肌力训练,训练的运动量以不影响每天的日常生活能力为标准。治疗师可指导患者和其家庭护理人员进行关节主动或被动活动及安全有效地移动,关节活动度训练可在家中作为常规治疗每天进行。

疾病后期主要是指导患者转移,床和轮椅上体位摆放,抬高瘫痪肢体减少远端肢体水肿。肌肉无力可改变关节的生物力学,易发生扭伤和肌腱炎,可应用各种支具改善功能。肩带肌肉无力可使用肩部吊带减少对局部韧带、神经和血管的牵拉。远端肢体无力影响手功能者,使用腕部支具使腕背伸 30°～35°可提高抓握功能。万能袖带能帮助不能抓握的患者完成打字或自己进食等任务。颈部及脊柱伸肌无力常导致头部下垂和躯干屈曲,需佩戴颈托或头部支持器。下肢无力常发生跌倒,上肢同时无力跌倒时更为危险,可佩戴下肢支具减少跌倒发生。疾病逐渐进展,可使用步行拐杖、手拐、步行器,最终需使用轮椅。即使患者仍能行走,也推荐间断使用轮椅以减少能量消耗。设计良好的轮椅有助于预防痉挛和皮肤破损,增强患者的独立生活能力和社会参与能力。电动轮椅可帮助部分患者在没有护理情况下独立生活,甚至有些患者可以参加工作。

(三)构音障碍

大多数运动神经元病患者有构音障碍,言语交流困难。早期主要是软腭无力、闭唇不能、舌运动困难。疾病后期出现声带麻痹和呼吸困难。可训练患者减慢讲话速度,增加停顿,仅说关键词,提高讲话清晰度,通过讲话提高呼吸功能。进行舌肌、唇肌和膈肌肌力训练,但应注意训练强度,避免过度疲劳加重肌肉无力。上颚抬举训练有助于减少鼻音。严重者可借助纸、笔或简单的写字板、高科技的计算机等装置进行交流。

(四)吞咽障碍和营养不良

吞咽障碍是运动神经元病患者常见症状,可发生于口腔前期和吞咽的四个阶段即口腔预备期、口腔期、口咽期和食管期。异常姿势和上肢无力可致口腔前期进食困难,闭唇无力使口腔内容物漏出,舌肌无力致食团从口腔进入咽部缓慢和不协调,软腭上举无力易使口腔内容物反流进鼻腔等。患者常担心进食缓慢,易漏掉食物及发生哽咽,更易发生吞咽障碍。治疗师应鼓励患者尽可能在轻松舒适的环境中进食,指导其保持正确的进食姿势和改变食物形状如半流状或糊状食物,食物的形状应利于患者吞咽。进食前吸吮冰块或冰饮料降低痉挛肌肉的张力,改善吞咽反射。

几乎所有的患者都有水和营养摄入不足的问题。常见原因有:吞咽障碍;患者常避免进食某种食物;进食时间明显长于其他人,伴流涎、鼻腔反流、呛咳或窒息发生等;上肢无力;患者害怕吞咽或抑郁等心理因素也干扰进食等。研究认为营养不良与严重呼吸肌无力和肺功能下降密切相关。因此应定期记录患者的热量供给、体重情况。严重者可选择鼻饲或间歇口腔食道管进食法、胃造瘘术、肠造瘘术或经皮内镜胃造瘘术(PEG)。对于晚期终末患者多采取鼻饲营养,部分患者有鼻和口咽部不适感,如长期进行肠道营养可选用 PEG。PEG 可避免肠造瘘术带来的痛性痉挛和腹泻等并发症,但易进入空气和发生反流,少数患者合并局部或腹膜感染,患者一般不愿接受 PEG,但放置后多数患者反应良好,据报道放置 PEG 者存活时间显著延长。

(五)流涎

流涎是严重困扰运动神经元病患者的症状之一。正常人每天分泌唾液 1 500~2 000 mL,每天自主吞咽 600 余次。流涎主要是由于唇闭合无力和吞咽能力下降所致。流涎的治疗除训练患者唇闭合和吞咽能力外,可使用抗胆碱能药物控制唾液分泌。常用药物有阿密曲替林、阿托品、东莨菪碱等,也可服用苯海索。如唾液较多可使用便携式吸引器吸出口腔内积存的唾液。如上述方法均无效,可考虑阶段性小剂量腮腺照射疗法。

(六)呼吸衰竭

多数运动神经元病患者由于呼吸肌无力,易合并肺炎,最终死于呼吸衰竭。少数患者早期膈肌受累可出现呼吸无力或呼吸衰竭。膈肌和肋间外肌无力导致吸气压和吸气量下降;肋间内肌和腹肌无力导致呼气压力和呼气量下降。患者常出现呼吸肌疲劳。呼吸肌无力常导致出现以下症状:平卧时呼吸困难、咳嗽和说话无力、白天困倦、入睡困难、多梦、清晨头痛、神经过敏、多汗、心动过速及食欲减退等。治疗上注意预防肺部感染的发生,如发现肺部感染的征象,应使用抗生素。指导护理人员进行肺部物理治疗和体位排痰引流。患者反复严重呼吸困难,出现焦虑和恐惧症状可予小剂量劳拉西泮(0.5~1 mg)改善症状。

定期评价呼吸功能,监测肺活量、最大通气量、潮气量、血氧饱和度和血气分析等。仰卧位肺活量多首先下降,夜间肺通气不足通常比白天严重。当呼吸道分泌物较多,排出不畅,气体交换量不足,用力肺活量(FVC)降至正常值的50%以下,或 FVC 下降迅速,出现呼吸困难时,应及时进行人工辅助呼吸以延长生命。无创间歇正压通气(NIPPV)是常用的辅助通气方法,通气装置方便携带,价格相对便宜。NIPPV 能减少呼吸肌负担,改善气体交换,减轻晨起头痛症状,提高训练耐力,延缓肺功能下降,提高生活质量,延长患者存活时间。

(七)疼痛

运动神经元病早期通常无疼痛症状,而疾病晚期常出现疼痛。有研究报道45%~64%的运动神经元病患者有疼痛症状。疼痛可能与关节僵硬、肌肉痛性痉挛、皮肤压疮、严重痉挛及便秘等有关。疾病晚期患者交流困难,很难寻找疼痛原因。物理治疗和非甾体抗炎药可控制关节僵硬导致的疼痛。护理上应注意无论白天或夜间都要使患者处于舒服的体位。如为痛性痉挛、痉挛或便秘等原因可选择相应药物对症治疗。

(八)痛性痉挛

运动神经元病早期常出现肌肉痛性痉挛,可应用硫酸奎宁治疗,剂量为200~400 mg/d。苯妥英钠、巴氯芬和地西泮等药物也有助于缓解痛性痉挛。

(九)痉挛

上运动神经元受累可出现痉挛,肌肉松弛药物可治疗痉挛。部分患者由于肌张力下降后自觉肌无力加重,而不能耐受药物治疗。常用药物有巴氯芬、苯二氮䓬类药物,如地西泮等。

(十)便秘

便秘是困扰运动神经元病患者的常见症状。可能与腹肌无力、盆底肌肉痉挛、卧床、脱水、饮食结构改变纤维食物减少和使用抗胆碱能药等有关。严重便秘和腹胀可加重呼吸功能恶化。应指导患者增加液体和纤维食物摄入，调整药物。适当使用缓泻剂如番泻叶、甲基纤维素和乳果糖等，必要时可使用开塞露协助排便。

(十一)情感心理问题

几乎所有运动神经元病患者得知诊断后会出现焦虑和抑郁等反应。因此有必要对患者提供帮助和建议。在运动神经元病患者整个病程中焦虑和抑郁可能持续存在，部分患者需服用抗抑郁药物。严重抑郁症状发病率并不是非常高，大约为 2.5%。但患者因担心疾病会给家庭带来沉重的负担，常有自杀的念头。病变累及双侧皮质脊髓束，患者可出现情绪不稳定、强哭和强笑等情感异常。可应用阿米替林或丙咪嗪等抗抑郁药物治疗，有报道左旋多巴对部分情感异常患者有效。

(十二)终末治疗

如没有人工辅助通气，大多数患者将死于呼吸衰竭。疾病晚期药物治疗的唯一目的是减轻患者的痛苦。吗啡可减轻患者的不适感和呼吸困难等症状，可经 PEG、皮下注射或静脉注射给药。地西泮和氯丙嗪有助于缓解焦虑症状。许多患者希望在家中死去，社区卫生部门应提供必需的医疗和护理。如在医院接受终末治疗，应允许患者家人和其熟悉的医护人员陪伴患者。

参考文献

［1］吕明.推拿手法学［M］.北京:中国医药科学技术出版社,2020.

［2］李瑛.针灸推拿实训教程［M］.北京:中国中医药出版社,2020.

［3］杜革术.实用针灸推拿康复学［M］.济南:山东大学出版社,2021.

［4］李海.常见骨伤科疾病中医针灸推拿诊治辑要［M］.北京:中国纺织出版社,2019.

［5］许桂青.临床针灸与推拿实践［M］.哈尔滨:黑龙江科学技术出版社,2020.

［6］王华兰,张世卿.中国儿科推拿［M］.郑州:河南科学技术出版社,2019.

［7］牟成林,沈向楠,朱学亮,等.实用骨病针灸推拿康复技术［M］.北京:科学技术文献出版社,2021.

［8］王艳君,王鹏琴,龚利.针灸推拿康复学［M］.北京:中国中医药出版社,2020.

［9］崔姗姗.中医门径 中医基础通识［M］.郑州:河南科学技术出版社,2021.

［10］臧志伟.现代针灸与推拿［M］.长春:吉林科学技术出版社,2019.

［11］乔巧.现代临床针灸推拿精要［M］.长春:吉林科学技术出版社,2020.

［12］魏立新,佟晓英,赵长龙.中医针灸临证经验及特色疗法［M］.北京:北京科学技术出版社,2021.

［13］刘世伟.实用针灸与推拿［M］.上海:上海交通大学出版社,2019.

［14］李慧梅.传统中医针灸推拿与康复［M］.天津:天津科学技术出版社,2020.

［15］周素贞.现代疾病中医特色诊疗学［M］.开封:河南大学出版社,2021.

［16］聂兆伟.中医临床诊治与针灸推拿［M］.长春:吉林大学出版社,2019.

［17］李西亮.现代针灸与推拿临床治疗学［M］.哈尔滨:黑龙江科学技术出版社,2020.

［18］王红民.经络诊察与推拿临床思维训练［M］.北京:中国中医药出版社,2021.

［19］何光.现代针灸推拿技术与临床［M］.上海:上海交通大学出版社,2019.

［20］张燕.中医疾病诊断与针灸推拿治疗学［M］.天津:天津科学技术出版社,2020.

［21］孙涛.推拿手法［M］.北京:中国劳动社会保障出版社,2021.

［22］徐晓丽.精编针灸推拿治疗学［M］.长春:吉林科学技术出版社,2019.

［23］曹伟.现代针灸推拿与康复治疗学［M］.哈尔滨:黑龙江科学技术出版社,2020.

［24］王健,王耀智.新编中国现代推拿［M］.上海:上海交通大学出版社,2021.

［25］孙绍峰.中医针灸推拿治疗学［M］.长春:吉林科学技术出版社,2019.

［26］薛正海.针灸推拿学基础与临床应用［M］.南昌:江西科学技术出版社,2020.

［27］宋柏林,于天源.推拿治疗学［M］.北京:人民卫生出版社,2021.

［28］韩乐鹏.针灸推拿学现代研究进展［M］.长春:吉林科学技术出版社,2019.

［29］孔庆雪.常见病推拿与针灸治疗［M］.长春:吉林科学技术出版社,2020.

［30］杜培学.临床常见病针灸推拿与康复治疗［M］.上海:上海交通大学出版社,2018.

［31］王华兰.推拿技能实训教程［M］.郑州:河南科学技术出版社,2020.

［32］高雁鸿.当代针灸推拿临床实践技术［M］.北京:科学技术文献出版社,2019.

［33］马铁明,王艳.临床常见疾病针灸推拿与康复手册［M］.沈阳:辽宁科学技术出版社,2018.

［34］刘智斌,陆萍.推拿手法学［M］.上海:上海科学技术出版社,2019.

［35］徐建波.临床针灸推拿临证精要［M］.西安:西安交通大学出版社,2018.

［36］郭静,周康艳,卢晋,等.以经络传变为要洞察经络病机［J］.中国中医基础医学杂志,2020,26(1):15-16.

［37］吴娇娟,纪智,梁靖蓉,等.针刺单式补泻手法探微［J］.中国针灸,2019,39(11):1187-1190.

［38］陈争一,龚剑秋,吴越峰,等.重复经颅磁刺激联合认知康复训练治疗脑卒中后认知障碍的疗效观察［J］.中华物理医学与康复杂志,2019,41(3):199-201.

［39］刘庆军.温针灸治疗虚寒型膝骨关节炎的效果研究及方法创新［J］.介入放射学杂志,2020,29(1):119.

［40］廖柏丹,柳元娥,彭志谋,等.艾灸神阙配合温针灸关元、三阴交治疗原发性痛经疗效观察［J］.中国针灸,2019,39(4):367-370,376.